Max van Damme

Zwangsstörungen erkennen

Ein Leitfaden zur Selbstdiagnose und zum Verständnis der Symptome

bup

Max van Damme

Zwangsstörungen erkennen

Ein Leitfaden zur Selbstdiagnose und zum Verständnis der Symptome

ISBN: 978-3-68904-714-6
Bestellnummer: 1549 (Taschenbuch)
Auch als eBook verfügbar

© Bremen University Press, 2024.
Die Nutzung des Manuskripts im Ganzen oder in Teilen ohne vorherige schriftliche Zustimmung des Verlags ist nicht zulässig.

Erste Auflage
August 2024
bup@bremenuniversitypress.com
www.bremenuniversitypress.com

Max van Damme

Zwangsstörungen erkennen

Ein Leitfaden zur Selbstdiagnose und zum Verständnis der Symptome

Übersicht

1. EINLEITUNG	5
2. GRUNDLAGEN VON ZWANGSSTÖRUNGEN	11
3. SYMPTOME VON ZWANGSSTÖRUNGEN	25
4. SELBSTDIAGNOSE: EIN LEITFADEN	41
5. ABGRENZUNG VON ANDEREN PSYCHISCHEN STÖRUNGEN	57
6. THERAPIE UND BEHANDLUNG VON ZWANGSSTÖRUNGEN	81
7. PRÄVENTION UND AUFKLÄRUNG	107
8. FAZIT UND AUSBLICK	126
9. WEITERFÜHRENDE LITERATUR	133

Inhaltsverzeichnis

1. EINLEITUNG   5

1.1. Hintergrund und Relevanz des Themas   5
1.2. Ziel und Struktur des Buchs   6
1.3. Methodik und Herangehensweise   8

2. GRUNDLAGEN VON ZWANGSSTÖRUNGEN   11

2.1. Definition und Klassifikation von Zwangsstörungen   11
2.2. Historische Entwicklung und theoretische Ansätze   13
2.3. Epidemiologie: Prävalenz und Risikofaktoren   16
2.4. Neurobiologische und genetische Grundlagen   18
2.5. Psychologische Erklärungsmodelle   21

3. SYMPTOME VON ZWANGSSTÖRUNGEN   25

3.1. Zwangsgedanken: Merkmale und Typen   25
3.2. Zwangshandlungen: Formen und Funktion   28
3.3. Kognitive und emotionale Begleiterscheinungen   31
3.4. Verhalten und Auswirkungen im Alltag   34
3.5. Fallbeispiele zur Verdeutlichung der Symptome   37
Fallbeispiel 1: Anna, die Perfektionistin   38
Fallbeispiel 2: Markus, der Reinlichkeitssüchtige   38
Fallbeispiel 3: Lena, die Ordnungsfanatikerin   39
Fallbeispiel 4: Thomas, der Zweifler   40

4. SELBSTDIAGNOSE: EIN LEITFADEN   41

4.1. Warum Selbstdiagnose? Chancen und Risiken   41
Chancen der Selbstdiagnose: 41
Risiken der Selbstdiagnose: 42
4.2. Selbstbeobachtung: Wie erkenne ich Zwangssymptome?   43
Schritte zur Selbstbeobachtung: 44
4.3. Validierte Selbsttests und Fragebögen   46

Beispiele für Selbsttests und Fragebögen:	46
Anwendung und Interpretation der Ergebnisse:	48
Grenzen und Herausforderungen:	48
4.4. Grenzen der Selbstdiagnose: Wann professionelle Hilfe notwendig ist	**49**
Anzeichen, wann professionelle Hilfe erforderlich ist:	49
Vorteile der professionellen Diagnose:	51
4.5. Fallstricke und Fehlinterpretationen bei der Selbstdiagnose	**52**
Typische Fallstricke bei der Selbstdiagnose:	53
Strategien zur Vermeidung von Fehlinterpretationen:	55

5. ABGRENZUNG VON ANDEREN PSYCHISCHEN STÖRUNGEN 57

5.1. Zwangsstörungen vs. Aufmerksamkeitsdefizit-/Hyperaktivitätsstörung (ADHS)	**57**
Symptomüberlappungen:	57
Unterschiede in Ursache und Verlauf:	58
Differenzierung im diagnostischen Prozess:	59
5.2. Zwangsstörungen vs. Autismus-Spektrum-Störung	**61**
Typische Verhaltensweisen und ihre Unterschiede:	61
Gemeinsame und abweichende kognitive Muster:	62
Differentialdiagnostik: Wann liegt eine Zwangsstörung vor?	63
Reaktion auf Behandlung	64
5.3. Zwangsstörungen vs. Depressionen	**65**
Affektive Symptome im Vergleich:	65
Wechselwirkungen und Komorbiditäten:	66
Diagnostische Herausforderungen und Lösungen:	67
5.4. Zwangsstörungen vs. Bipolare Störung	**69**
Manische und depressive Phasen: Abgrenzung zu Zwangssymptomen:	69
Komorbide Erscheinungsformen:	70
Diagnostische Differenzierung und Therapieansätze:	71
5.5. Zwangsstörungen vs. Angststörungen	**73**
Angst als gemeinsamer Nenner?	73
Spezifische Unterschiede in der Symptomatik:	74
Diagnostische Kriterien und Abgrenzung:	75
5.6. Zwangsstörungen vs. Schlafstörungen	**77**
Zusammenhang zwischen Schlaf und Zwangssymptomen:	77
Schlafprobleme als Folge oder Symptom?	78

DIFFERENZIALDIAGNOSE UND BEHANDLUNGSANSÄTZE: 79

6. THERAPIE UND BEHANDLUNG VON ZWANGSSTÖRUNGEN 81

6.1. PSYCHOTHERAPIE: ANSÄTZE UND TECHNIKEN	**81**
KOGNITIVE VERHALTENSTHERAPIE (KVT):	81
PSYCHOEDUKATION:	83
TIEFENPSYCHOLOGISCH FUNDIERTE THERAPIE:	83
AKZEPTANZ- UND COMMITMENT-THERAPIE (ACT):	84
6.2. MEDIKAMENTÖSE BEHANDLUNGSMÖGLICHKEITEN	**86**
SELEKTIVE SEROTONIN-WIEDERAUFNAHMEHEMMER (SSRIs):	86
TRIZYKLISCHE ANTIDEPRESSIVA (TCAs):	87
ANTIPSYCHOTIKA:	88
BENZODIAZEPINE:	89
INDIVIDUELLE ANPASSUNG DER MEDIKATION:	90
LANGFRISTIGE PERSPEKTIVE:	90
6.3. MULTIMODALE ANSÄTZE: KOMBINATIONEN VON THERAPIEFORMEN	**91**
KOMBINATION VON PSYCHOTHERAPIE UND MEDIKAMENTÖSER BEHANDLUNG:	92
INTEGRATION ALTERNATIVER UND KOMPLEMENTÄRER METHODEN:	93
KOORDINATION VON MULTIDISZIPLINÄREN TEAMS:	94
LANGFRISTIGE BEWÄLTIGUNGSSTRATEGIEN:	95
6.4. SELBSTHILFE UND ALTERNATIVE BEHANDLUNGSMETHODEN	**96**
SELBSTHILFEGRUPPEN:	96
ACHTSAMKEIT UND MEDITATION:	97
ERNÄHRUNG UND NAHRUNGSERGÄNZUNGSMITTEL:	98
KÖRPERLICHE BEWEGUNG:	98
KREATIVE THERAPIEN:	99
ALTERNATIVE HEILMETHODEN:	100
LANGFRISTIGE ANWENDUNG UND RÜCKFALLPRÄVENTION:	101
6.5. PROGNOSE UND LANGFRISTIGE BEWÄLTIGUNG	**102**
LANGFRISTIGE PROGNOSE:	102
RÜCKFALLPRÄVENTION:	103
STRATEGIEN ZUR LANGFRISTIGEN BEWÄLTIGUNG:	104
AUFRECHTERHALTUNG DER LEBENSQUALITÄT:	105

7. PRÄVENTION UND AUFKLÄRUNG 107

7.1. FRÜHZEITIGE ERKENNUNG UND INTERVENTION — 107
BEDEUTUNG DER FRÜHERKENNUNG: — 107
STRATEGIEN ZUR FRÜHZEITIGEN INTERVENTION: — 108
HINDERNISSE BEI DER FRÜHERKENNUNG: — 109
MAßNAHMEN ZUR FÖRDERUNG DER FRÜHERKENNUNG: — 110
7.2. PRÄVENTIONSPROGRAMME UND AUFKLÄRUNGSARBEIT — 111
ZIELE DER PRÄVENTIONSPROGRAMME: — 111
ARTEN VON PRÄVENTIONSPROGRAMMEN: — 112
AUFKLÄRUNGSARBEIT: — 113
HERAUSFORDERUNGEN IN DER PRÄVENTIONSARBEIT: — 114
ERFOLGSKRITERIEN FÜR PRÄVENTIONSPROGRAMME: — 115
7.3. STIGMATISIERUNG UND GESELLSCHAFTLICHE WAHRNEHMUNG — 116
NATUR UND URSACHEN DER STIGMATISIERUNG: — 116
AUSWIRKUNGEN DER STIGMATISIERUNG: — 117
MAßNAHMEN ZUR REDUZIERUNG DER STIGMATISIERUNG: — 118
ERFOLGSKRITERIEN FÜR ANTISTIGMA-MAßNAHMEN: — 119
7.4. BEDEUTUNG VON SOZIALER UNTERSTÜTZUNG — 120
FORMEN SOZIALER UNTERSTÜTZUNG: — 121
EINFLUSS SOZIALER UNTERSTÜTZUNG AUF DEN BEHANDLUNGSERFOLG: — 122
HERAUSFORDERUNGEN BEI DER BEREITSTELLUNG SOZIALER UNTERSTÜTZUNG: — 123
STRATEGIEN ZUR EFFEKTIVEN SOZIALEN UNTERSTÜTZUNG: — 124

8. FAZIT UND AUSBLICK — 126

8.1. ZUSAMMENFASSUNG DER ZENTRALEN ERKENNTNISSE — 126
8.2. ZUKÜNFTIGE FORSCHUNGSRICHTUNGEN UND OFFENE FRAGEN — 127
8.3. SCHLUSSBEMERKUNGEN — 130

9. WEITERFÜHRENDE LITERATUR — 133

1. Einleitung

1.1. Hintergrund und Relevanz des Themas

Zwangsstörungen (obsessive-compulsive disorder, OCD) sind eine der komplexesten und am meisten belastenden psychischen Störungen, die Menschen betreffen können. Diese Störungen zeichnen sich durch das Vorhandensein von Zwangsgedanken (obsessions) und/oder Zwangshandlungen (compulsions) aus, die den Alltag der Betroffenen stark beeinträchtigen. Zwangsgedanken sind unwillkürliche, wiederkehrende Gedanken, Bilder oder Impulse, die als aufdringlich und belastend empfunden werden. Diese Gedanken erzeugen ein erhebliches Maß an Angst oder Unbehagen, was dazu führt, dass Betroffene versuchen, diese Gedanken durch Zwangshandlungen zu neutralisieren. Zwangshandlungen sind repetitive, ritualisierte Verhaltensweisen, die in direktem Zusammenhang mit den Zwangsgedanken stehen und darauf abzielen, das durch diese Gedanken ausgelöste Unbehagen zu verringern.

Die Relevanz des Themas Zwangsstörungen liegt nicht nur in der hohen Prävalenz der Störung, die etwa 2-3% der Bevölkerung weltweit betrifft, sondern auch in der tiefgreifenden Beeinträchtigung, die diese Störung für die Betroffenen darstellt. Zwangsstörungen können zu erheblichen sozialen, beruflichen und persönlichen Einschränkungen führen und sind häufig mit einer erheblichen Verschlechterung der Lebensqualität verbunden. Trotz der Häufigkeit und Schwere der Störung wird sie oft nicht rechtzeitig erkannt oder falsch diagnostiziert, was teilweise auf das Stigma zurückzuführen ist, das psychischen Erkrankungen im Allgemeinen und Zwangsstörungen im Besonderen anhaftet.

Das Verständnis und die Erkennung von Zwangsstörungen sind daher von entscheidender Bedeutung, um Betroffenen frühzeitig helfen zu können. Ein tieferes Wissen über die Symptome, die neurobiologischen und psychologischen Grundlagen sowie die wirksamen Behandlungsmethoden kann dazu beitragen, die Lebensqualität der Betroffenen zu verbessern und die gesellschaftliche Akzeptanz für diese Störung zu erhöhen.

1.2. Ziel und Struktur des Buchs

Das Ziel dieser Arbeit ist es, eine umfassende und detaillierte Darstellung von Zwangsstörungen zu bieten, die sowohl theoretisches Wissen als auch praktische Ansätze zur Erkennung, Selbstdiagnose und Behandlung umfasst. Diese Arbeit richtet sich an ein breites Publikum, darunter Betroffene, Angehörige, Fachleute im Gesundheitswesen und alle, die sich für das Thema interessieren. Ziel ist es, ein fundiertes Verständnis für Zwangsstörungen zu vermitteln, das sowohl die biologischen als auch die psychologischen Aspekte der Störung berücksichtigt, und gleichzeitig konkrete Hilfestellungen für die Selbstdiagnose und Abgrenzung von ähnlichen psychischen Störungen zu bieten.

Die Arbeit ist in mehrere thematische Kapitel gegliedert, die schrittweise das Verständnis von Zwangsstörungen vertiefen:

- Einleitung: Eine Einführung in das Thema, die die Relevanz und die Ziele der Arbeit erläutert.
- Grundlagen von Zwangsstörungen: Dieses Kapitel behandelt die Definition, Klassifikation, historische Entwicklung, Prävalenz, Risikofaktoren sowie die neurobiologischen und psychologischen Grundlagen von Zwangsstörungen.
- Symptome von Zwangsstörungen: Eine detaillierte Beschreibung der verschiedenen Arten von Zwangsgedanken und Zwangshandlungen, einschließlich ihrer kognitiven und emotionalen Begleiterscheinungen und ihrer Auswirkungen auf das tägliche Leben.
- Selbstdiagnose: Ein Leitfaden: Dieses Kapitel bietet praktische Anleitungen zur Selbstbeobachtung, stellt validierte Selbsttests vor und diskutiert die Grenzen und Risiken der Selbstdiagnose.
- Abgrenzung von anderen psychischen Störungen: Eine detaillierte Abgrenzung von Zwangsstörungen gegenüber anderen psychischen Störungen wie ADHS, Autismus-Spektrum-Störung, Depressionen und Angststörungen.

- Therapie und Behandlung: Eine umfassende Darstellung der psychotherapeutischen und medikamentösen Behandlungsmöglichkeiten, einschließlich alternativer und ergänzender Ansätze.
- Prävention und Aufklärung: Dieses Kapitel untersucht die Bedeutung der Prävention, frühzeitigen Erkennung und Aufklärung sowie die Rolle der sozialen Unterstützung.
- Fazit und Ausblick: Eine Zusammenfassung der zentralen Erkenntnisse der Arbeit, gefolgt von einem Ausblick auf zukünftige Forschungsrichtungen und offene Fragen.

Durch diese Struktur soll dem Leser ein tiefgehendes Verständnis der komplexen Thematik vermittelt werden, das sowohl theoretische Erkenntnisse als auch praktische Anwendungen umfasst.

1.3. Methodik und Herangehensweise

Die Methodik dieser Arbeit basiert auf einer umfassenden und systematischen Literaturrecherche, ergänzt durch die Analyse von Fallstudien und die Bewertung von Selbstdiagnose-Instrumenten. Der multidisziplinäre Ansatz umfasst die Integration von Erkenntnissen aus verschiedenen Bereichen der Wissenschaft, darunter Psychologie, Psychiatrie, Neurowissenschaften und Soziologie. Der Autor verfügt selber über eine langjährige Praxis in der Psychiatrie.

- Literaturrecherche: Die Recherche umfasste wissenschaftliche Fachartikel, klinische Studien, Lehrbücher und Erfahrungsberichte von Betroffenen. Die ausgewählten Quellen stammen aus renommierten Datenbanken und Zeitschriften und wurden anhand spezifischer Suchkriterien ausgewählt, um eine hohe Relevanz und Aktualität sicherzustellen. Der Schwerpunkt lag auf der Identifikation von Schlüsselthemen wie der Ätiologie, Symptomatik, Diagnose und Behandlung von Zwangsstörungen.
- Analyse von Fallstudien: Um die theoretischen Erkenntnisse mit praktischen Erfahrungen zu verknüpfen, wurden mehrere Fallstudien analysiert. Diese Fallstudien bieten detaillierte Einblicke in die individuellen Erfahrungen von Betroffenen, die Vielfalt der Symptome und die Herausforderungen im Umgang mit der Störung. Sie veranschaulichen, wie Zwangsstörungen in verschiedenen Kontexten auftreten und welche Bewältigungsstrategien erfolgreich eingesetzt werden können.
- Bewertung von Selbstdiagnose-Instrumenten: Die Arbeit enthält eine kritische Bewertung gängiger Selbstdiagnose-Instrumente wie dem Yale-Brown Obsessive Compulsive Scale (Y-BOCS) und dem Obsessive Compulsive Inventory (OCI). Diese Instrumente wurden hinsichtlich

ihrer Validität, Zuverlässigkeit und Anwendbarkeit im klinischen und nicht-klinischen Umfeld untersucht. Die Analyse dieser Instrumente soll Betroffenen helfen, ihre Symptome systematisch zu erfassen und eine fundierte Entscheidung über das weitere Vorgehen zu treffen.
- Kritische Bewertung: Die Arbeit umfasst eine kritische Auseinandersetzung mit den bestehenden diagnostischen und therapeutischen Ansätzen, um deren Stärken und Schwächen aufzuzeigen. Dies beinhaltet eine Diskussion über die Grenzen der Selbstdiagnose, die Herausforderungen bei der Differenzialdiagnose und die Wirksamkeit der verschiedenen Behandlungsmethoden.

Dieser methodische Ansatz gewährleistet eine umfassende und fundierte Untersuchung von Zwangsstörungen, die sowohl wissenschaftlich fundiert als auch praxisorientiert ist.

2. Grundlagen von Zwangsstörungen

2.1. Definition und Klassifikation von Zwangsstörungen

Zwangsstörungen (OCD) sind eine Klasse von psychischen Störungen, die durch das Vorhandensein von Zwangsgedanken und/oder Zwangshandlungen gekennzeichnet sind. Zwangsgedanken sind wiederkehrende, intrusive Gedanken, Bilder oder Impulse, die erhebliches Unbehagen verursachen und oft als irrational oder unangemessen erkannt werden. Zwangshandlungen sind ritualisierte Verhaltensweisen oder mentale Akte, die durchgeführt werden, um die durch die Zwangsgedanken ausgelöste Angst oder das Unbehagen zu reduzieren. Diese Handlungen stehen in keinem realistischen Verhältnis zu dem, was sie zu verhindern vorgeben, oder sie sind eindeutig übertrieben.

Die Klassifikation von Zwangsstörungen erfolgt in den gängigen Diagnosesystemen, wie dem Diagnostic and Statistical Manual of Mental Disorders, Fifth Edition (DSM-5), und der International Classification of Diseases, Tenth Revision (ICD-10). Im DSM-5 wird OCD unter „Zwangs- und verwandte Störungen" klassifiziert, zusammen mit anderen Störungen wie der körperdysmorphen Störung und dem zwanghaften Horten. Diese Klassifikation betont die Gemeinsamkeiten zwischen diesen Störungen, insbesondere in Bezug auf Zwangsgedanken und repetitive Verhaltensweisen.

Innerhalb der Zwangsstörung gibt es verschiedene Subtypen, die auf den vorherrschenden Symptomen basieren:

- Kontaminations- und Reinigungszwang: Diese Form der Zwangsstörung ist durch intensive Ängste vor Kontamination und das Bedürfnis, sich oder die Umgebung ständig zu reinigen, gekennzeichnet. Betroffene können stundenlang Hände waschen, Oberflächen desinfizieren oder Reinigungsrituale durchführen, um sich von der wahrgenommenen Gefahr zu befreien.
- Symmetrie- und Ordnungszwang: Bei diesem Subtyp steht das Bedürfnis nach Symmetrie, Ordnung und Genauigkeit im Vordergrund. Betroffene verbringen viel Zeit damit, Gegenstände in einer bestimmten Anordnung zu platzieren oder Handlungen in einer bestimmten Reihenfolge auszuführen, um Unbehagen zu vermeiden.
- Kontrollzwang: Personen mit diesem Subtyp haben das unaufhörliche Bedürfnis, Dinge immer wieder zu überprüfen, um sicherzustellen, dass keine Fehler gemacht wurden. Typische Kontrollhandlungen umfassen das wiederholte Überprüfen von Schlössern, Geräten oder Lichtschaltern, um sicherzustellen, dass alles sicher ist.

- Gedanken- oder Überzeugungszwang: Dieser Subtyp ist durch aufdringliche, oft aggressive oder unangemessene Gedanken gekennzeichnet, die den Betroffenen Angst machen. Obwohl diese Gedanken selten in Handlungen umgesetzt werden, fühlen sich Betroffene schuldig oder ängstlich und entwickeln mentale Rituale, um diese Gedanken zu neutralisieren.
- Zwanghafte Zweifel: Bei diesem Subtyp plagen Betroffene ständige Zweifel an einfachen Entscheidungen oder Handlungen. Sie hinterfragen unaufhörlich, ob sie etwas richtig gemacht haben, und wiederholen oft bestimmte Handlungen oder suchen nach ständiger Bestätigung, um ihre Zweifel zu beruhigen.

Diese Subtypen verdeutlichen die Vielfalt der Zwangsstörungen und die Notwendigkeit einer genauen diagnostischen Abklärung, um eine individuell angepasste Behandlung zu ermöglichen.

2.2. Historische Entwicklung und theoretische Ansätze

Die Geschichte des Verständnisses von Zwangsstörungen reicht weit zurück, und ihre Entwicklung spiegelt den allgemeinen Fortschritt in der Psychiatrie und Psychologie wider. Frühe Beschreibungen zwanghafter Gedanken und Handlungen finden sich in antiken religiösen und philosophischen Texten, in denen sie oft als

Zeichen von moralischer Schwäche oder dämonischer Besessenheit interpretiert wurden. Diese frühen Erklärungen führten dazu, dass Menschen mit Zwangsstörungen stigmatisiert und ausgegrenzt wurden.

Der Begriff „Zwangsstörung" wurde erstmals im 19. Jahrhundert durch den französischen Psychiater Jean-Étienne Dominique Esquirol systematisch beschrieben. Esquirol unterschied zwanghafte Verhaltensweisen von anderen Formen des Wahnsinns und erkannte sie als eine eigenständige psychische Störung. Er beschrieb die Symptome als „Rituale", die darauf abzielten, irrationalen Ängsten entgegenzuwirken, und legte damit den Grundstein für das moderne Verständnis von Zwangsstörungen.

Sigmund Freud, der Begründer der Psychoanalyse, trug maßgeblich zur Entwicklung der Theorie der Zwangsstörungen bei. Freud betrachtete Zwangsstörungen als eine Form der „Zwangsneurose" und sah sie als Ausdruck unbewusster Konflikte. Er postulierte, dass Zwangsgedanken und -handlungen symbolische Ausdrücke unterdrückter Wünsche oder Ängste seien, die in der frühen Kindheit verwurzelt sind. Freuds Arbeiten prägten das psychoanalytische Verständnis von Zwangsstörungen für mehrere Jahrzehnte, obwohl seine Theorien heute in der klinischen Praxis weniger dominieren.

Im 20. Jahrhundert wurden kognitive und behaviorale Modelle zur Erklärung von Zwangsstörungen entwickelt. Diese Modelle, angeführt von Forschern wie Paul

Salkovskis und Stanley Rachman, konzentrierten sich auf die Rolle von Gedanken und erlerntem Verhalten bei der Entstehung und Aufrechterhaltung der Störung. Das kognitive Modell postuliert, dass Zwangsstörungen durch Fehlinterpretationen normaler Gedanken entstehen, die als bedrohlich empfunden werden. Diese Fehlinterpretationen führen zu einer verstärkten Angst, die durch Zwangshandlungen gelindert wird, was jedoch den Teufelskreis aus Gedanken und Handlungen verstärkt.

Behaviorale Modelle ergänzen diese Perspektive, indem sie die Rolle der operanten Konditionierung betonen. Zwangshandlungen werden als erlernte Verhaltensweisen verstanden, die durch negative Verstärkung aufrechterhalten werden: Das Durchführen einer Zwangshandlung führt zu einer kurzfristigen Reduktion der Angst, was das Verhalten langfristig stabilisiert und verstärkt. Diese Modelle bilden die Grundlage für die Entwicklung der kognitiven Verhaltenstherapie (KVT), die heute als eine der effektivsten Behandlungsformen für Zwangsstörungen gilt.

Diese historischen und theoretischen Entwicklungen zeigen, wie sich das Verständnis von Zwangsstörungen über die Jahrhunderte hinweg entwickelt hat und wie verschiedene Theorien zur heutigen klinischen Praxis beigetragen haben.

2.3. Epidemiologie: Prävalenz und Risikofaktoren

Zwangsstörungen sind eine global verbreitete psychische Erkrankung, die sowohl Erwachsene als auch Kinder betreffen kann. Epidemiologische Studien zeigen, dass etwa 2-3% der Bevölkerung im Laufe ihres Lebens an einer Zwangsstörung erkranken. Diese Prävalenz ist über verschiedene Kulturen und geografische Regionen hinweg relativ konstant, was auf universelle biologische und psychologische Mechanismen hindeutet.

Die Erkrankung manifestiert sich häufig in der Kindheit oder im frühen Erwachsenenalter, wobei der Beginn der Symptome in der Regel zwischen dem 10. und 24. Lebensjahr liegt. Männer neigen dazu, früher im Leben Symptome zu entwickeln, während Frauen häufiger in der Adoleszenz oder im frühen Erwachsenenalter betroffen sind. Zwangsstörungen verlaufen oft chronisch und können ohne angemessene Behandlung zu einer erheblichen Beeinträchtigung der Lebensqualität führen.

Mehrere Risikofaktoren sind mit der Entwicklung von Zwangsstörungen assoziiert:

- Genetische Faktoren: Zwangsstörungen weisen eine starke genetische Komponente auf. Verwandte ersten Grades von Betroffenen haben ein fünf- bis zehnfach erhöhtes Risiko, ebenfalls eine Zwangsstörung zu entwickeln. Zwillingsstudien zeigen, dass die Erblichkeit der Zwangsstörung bei etwa 45-65% liegt. Genetische Untersuchungen haben spezifische Gene identifiziert, die mit einem erhöhten Risiko für Zwangsstörungen verbunden sind, darunter Gene, die für die Regulation von Neurotransmittern wie Serotonin und Glutamat verantwortlich sind.

- Umweltfaktoren: Traumatische Lebensereignisse, wie Missbrauch, Vernachlässigung oder der Verlust eines geliebten Menschen, können das Risiko für die Entwicklung einer Zwangsstörung erhöhen. Diese Ereignisse können zu einer Dysregulation von Stresshormonen und neurobiologischen Mechanismen führen, die die Entwicklung von Zwangsstörungen begünstigen.
- Neurobiologische Anomalien: Studien haben gezeigt, dass bestimmte Gehirnregionen, insbesondere der fronto-striatale Schaltkreis, bei Menschen mit Zwangsstörungen überaktiv sind. Diese Regionen sind für die Impulskontrolle, die Planung von Handlungen und die Verarbeitung von Fehlern verantwortlich. Eine Dysregulation des serotonergen Systems, das für die Regulation von Stimmung und Angst zuständig ist, wurde ebenfalls bei Zwangsstörungen nachgewiesen.
- Persönlichkeitsmerkmale: Bestimmte Persönlichkeitsmerkmale, wie Perfektionismus, eine erhöhte Verantwortungsübernahme und eine Neigung zu übermäßiger Selbstkontrolle, sind häufig bei Menschen mit Zwangsstörungen zu finden. Diese Merkmale können die Anfälligkeit für

Zwangsgedanken und -handlungen erhöhen und die Aufrechterhaltung der Störung begünstigen.

Zwangsstörungen treten häufig komorbid mit anderen psychischen Störungen auf, wie Depressionen, Angststörungen, Essstörungen oder Substanzmissbrauchsstörungen. Diese Komorbiditäten können den Verlauf und die Behandlung der Zwangsstörung komplizieren und erfordern eine umfassende, interdisziplinäre Behandlungsstrategie.

2.4. Neurobiologische und genetische Grundlagen

Die neurobiologischen Grundlagen von Zwangsstörungen sind Gegenstand intensiver Forschung, da ein besseres Verständnis dieser Mechanismen neue Möglichkeiten für die Behandlung und Prävention eröffnen könnte. Eine der zentralen Hypothesen in diesem Bereich betrifft die Dysfunktion des fronto-striatalen Schaltkreises, der eine Schlüsselrolle bei der Impulskontrolle, der Planung von Handlungen und der Fehlerverarbeitung spielt.

- Fronto-striataler Schaltkreis: Dieser neuronale Schaltkreis umfasst mehrere Hirnregionen, darunter den orbitofrontalen Kortex (OFC), den anterioren cingulären Kortex (ACC) und den Nucleus caudatus. Bei

Menschen mit Zwangsstörungen wurde eine übermäßige Aktivität in diesen Regionen festgestellt, was zu Schwierigkeiten bei der Unterdrückung unerwünschter Gedanken und der Flexibilität von Verhaltensmustern führt. Diese Überaktivität könnte erklären, warum Zwangsgedanken so hartnäckig und schwer zu ignorieren sind.

- Serotonerges System: Serotonin ist ein Neurotransmitter, der eine wichtige Rolle bei der Regulierung von Stimmung, Angst und Impulskontrolle spielt. Studien haben gezeigt, dass bei Menschen mit Zwangsstörungen eine Dysregulation des serotonergen Systems vorliegt. Diese Dysregulation könnte zu den ausgeprägten Angstsymptomen und dem zwanghaften Verhalten beitragen. Die Wirksamkeit von SSRIs (Selektive Serotonin-Wiederaufnahmehemmer) bei der Behandlung von Zwangsstörungen unterstützt die Hypothese, dass das serotonerge System eine zentrale Rolle in der Pathophysiologie der Störung spielt.
- Glutamaterges System: Neuere Forschungsergebnisse deuten darauf hin, dass auch das glutamaterge System, das für die Erregungsübertragung im Gehirn verantwortlich ist, bei Zwangsstörungen eine Rolle spielen könnte. Studien haben gezeigt, dass genetische Varianten, die die Funktion des

Glutamattransports beeinflussen, mit einem erhöhten Risiko für Zwangsstörungen verbunden sind. Eine Dysregulation des Glutamattransports könnte zu einer Übererregung bestimmter Hirnregionen führen, die für die Kontrolle von Gedanken und Verhalten verantwortlich sind.
- Genetische Prädisposition: Zwangsstörungen sind stark genetisch beeinflusst, und es wurden mehrere Gene identifiziert, die mit einem erhöhten Risiko für die Entwicklung der Störung verbunden sind. Dazu gehören Gene, die für die Funktion von Neurotransmittern wie Serotonin, Glutamat und Dopamin wichtig sind. Diese genetischen Prädispositionen könnten dazu führen, dass bestimmte Hirnregionen überempfindlich auf Reize reagieren und dass das Gehirn Schwierigkeiten hat, unangemessene Gedanken oder Verhaltensweisen zu unterdrücken.
- Neuroimaging-Studien: Bildgebende Verfahren wie die funktionelle Magnetresonanztomographie (fMRT) und die Positronenemissionstomographie (PET) haben wichtige Einblicke in die Hirnaktivität bei Zwangsstörungen geliefert. Diese Studien zeigen, dass bei Betroffenen eine erhöhte Aktivität in den oben genannten Hirnregionen vorliegt, insbesondere in Situationen, die Zwangsgedanken auslösen. Diese Erkenntnisse

unterstützen die Hypothese, dass Zwangsstörungen mit einer Dysfunktion in den Schaltkreisen verbunden sind, die für die Impulskontrolle und die Reaktion auf Angst verantwortlich sind.

Die Erforschung der neurobiologischen und genetischen Grundlagen von Zwangsstörungen trägt dazu bei, die Komplexität der Störung besser zu verstehen und potenzielle Ziele für neue therapeutische Ansätze zu identifizieren. Ein tieferes Verständnis dieser Mechanismen könnte in Zukunft zur Entwicklung personalisierter Behandlungsstrategien führen, die auf die individuellen neurobiologischen Profile der Betroffenen abgestimmt sind.

2.5. Psychologische Erklärungsmodelle

Die psychologischen Erklärungsmodelle für Zwangsstörungen bieten wertvolle Einblicke in die kognitiven und emotionalen Prozesse, die zur Entstehung und Aufrechterhaltung der Störung beitragen. Diese Modelle helfen, die Mechanismen zu verstehen, durch die normale Gedanken zu belastenden Zwangsgedanken werden und wie ritualisierte Verhaltensweisen entstehen und verstärkt werden.

- Kognitives Modell: Das kognitive Modell der Zwangsstörungen, das von Forschern wie Paul Salkovskis entwickelt wurde, betont die Rolle von Fehlinterpretationen und irrationalen Überzeugungen bei der Entstehung von Zwangsgedanken. Dieses Modell postuliert, dass Zwangsgedanken bei allen Menschen auftreten können, aber bei Personen mit Zwangsstörungen werden diese Gedanken als besonders bedrohlich oder bedeutungsvoll wahrgenommen. Diese Fehlinterpretationen führen zu einem Gefühl der übermäßigen Verantwortung, das die Betroffenen dazu zwingt, ritualisierte Handlungen auszuführen, um das befürchtete Ereignis zu verhindern. Zum Beispiel könnte eine Person, die glaubt, dass sie durch den bloßen Gedanken, jemandem Schaden zuzufügen, tatsächlich Schaden verursachen könnte, zwanghafte Kontrollrituale entwickeln, um diese Gefahr zu vermeiden.

- Behaviorales Modell: Das behaviorale Modell, das auf der klassischen und operanten Konditionierung basiert, erklärt Zwangsstörungen als erlernte Reaktionen auf Angst. In diesem Modell wird die Zwangshandlung als eine Reaktion auf einen angstauslösenden Stimulus betrachtet, die durch negative Verstärkung aufrechterhalten wird. Jedes Mal, wenn eine Zwangshandlung durchgeführt wird, reduziert sie kurzfristig die Angst, was die Wahrscheinlichkeit erhöht, dass die Handlung in Zukunft wiederholt wird. Diese Verstärkung führt dazu, dass die Zwangshandlungen immer häufiger und intensiver werden, bis sie einen großen Teil des Lebens der Betroffenen dominieren.

- Metakognitives Modell: Dieses Modell erweitert das kognitive Modell, indem es die Rolle der Metakognition, also der Gedanken über Gedanken, in den Mittelpunkt stellt. Das metakognitive Modell geht davon aus, dass Menschen mit Zwangsstörungen nicht nur ihre Zwangsgedanken als bedrohlich empfinden, sondern auch glauben, dass sie ihre Gedanken kontrollieren müssen. Diese Überzeugung führt zu einem Teufelskreis, in dem Versuche, Zwangsgedanken zu unterdrücken, tatsächlich zu einer Zunahme dieser Gedanken führen. Diese vermehrten Zwangsgedanken verstärken wiederum das Gefühl, die Kontrolle zu verlieren, was die Betroffenen dazu zwingt, ihre Anstrengungen zur Gedankenkontrolle zu intensivieren.
- Emotionale Verarbeitungstheorien: Diese Theorien betonen die Rolle der emotionalen Verarbeitung bei Zwangsstörungen. Sie postulieren, dass Zwangsgedanken oft mit intensiven negativen Emotionen wie Angst, Schuld oder Ekel verbunden sind, die die Betroffenen nicht vollständig verarbeiten können. Um diese negativen Emotionen zu bewältigen, entwickeln sie Zwangshandlungen, die kurzfristig Erleichterung verschaffen, aber langfristig die emotionale Verarbeitung behindern. Diese Theorie legt nahe, dass Zwangsstörungen nicht nur eine kognitive,

sondern auch eine emotionale Komponente haben, die in der Behandlung berücksichtigt werden muss.
- Psychoanalytische Theorien: Obwohl sie heute weniger prominent sind, bieten psychoanalytische Theorien weiterhin eine Perspektive auf Zwangsstörungen, die sich auf unbewusste Konflikte und die frühe Kindheit konzentriert. In diesen Theorien werden Zwangsgedanken und -handlungen als Ausdruck von verdrängten Wünschen oder Ängsten verstanden, die ihren Ursprung in frühkindlichen Erfahrungen haben. Diese Konflikte werden durch Zwangsrituale symbolisch ausgedrückt, die sowohl als Abwehrmechanismen gegen die bedrohlichen Wünsche als auch als Versuch dienen, die Kontrolle über diese Wünsche zu behalten.

Diese psychologischen Erklärungsmodelle sind nicht nur theoretische Konstrukte, sondern haben praktische Implikationen für die Behandlung von Zwangsstörungen. Sie bilden die Grundlage für verschiedene therapeutische Ansätze, insbesondere die kognitive Verhaltenstherapie, die sich auf die Veränderung der kognitiven und verhaltensbezogenen Muster konzentriert, die Zwangsstörungen aufrechterhalten. Ein tieferes Verständnis dieser Modelle kann dazu beitragen, maßgeschneiderte Behandlungspläne zu entwickeln, die auf die spezifischen Bedürfnisse und Denkmuster der Betroffenen zugeschnitten sind.

3. Symptome von Zwangsstörungen

3.1. Zwangsgedanken: Merkmale und Typen

Zwangsgedanken sind ein zentrales Merkmal von Zwangsstörungen und können in verschiedenen Formen auftreten. Sie sind typischerweise unerwünscht, aufdringlich und verursachen bei den Betroffenen erhebliches Unbehagen. Obwohl die Inhalte der Zwangsgedanken variieren können, haben sie alle gemeinsam, dass sie als irrational oder übertrieben wahrgenommen werden, was jedoch nicht verhindert, dass sie den Betroffenen stark belasten.

- Kontaminationsgedanken: Diese Art von Zwangsgedanken bezieht sich auf die Angst vor Verunreinigung oder Kontamination durch Schmutz, Keime, Chemikalien oder andere potenziell gefährliche Substanzen. Menschen, die von diesen Gedanken betroffen sind, befürchten, dass sie oder andere krank werden könnten, wenn sie mit bestimmten Substanzen oder Objekten in Kontakt kommen. Diese Gedanken führen oft zu zwanghaftem Händewaschen, Reinigungsritualen oder dem Vermeiden von bestimmten Orten und Situationen, die als kontaminiert angesehen werden.
- Aggressive Zwangsgedanken: Bei dieser Form von Zwangsgedanken handelt es sich um

aufdringliche Gedanken, jemanden zu verletzen oder sich selbst Schaden zuzufügen. Diese Gedanken sind besonders beängstigend, da sie oft im Widerspruch zu den moralischen Überzeugungen und Werten der Betroffenen stehen. Trotz der intensiven Angst, die diese Gedanken hervorrufen, besteht in den meisten Fällen keine tatsächliche Gefahr, dass die Betroffenen ihre Gedanken in die Tat umsetzen. Dennoch können diese Gedanken dazu führen, dass sich Betroffene von anderen Menschen zurückziehen, um sicherzustellen, dass sie niemandem Schaden zufügen.

- Sexuelle Zwangsgedanken: Diese Gedanken sind unerwünschte und aufdringliche sexuelle Fantasien oder Bilder, die als unangemessen oder abstoßend empfunden werden. Betroffene können beispielsweise wiederkehrende Gedanken an sexuelle Handlungen haben, die als moralisch verwerflich oder unpassend gelten. Diese Gedanken führen oft zu intensiven Schuld- und Schamgefühlen und können dazu führen, dass Betroffene ihre Sexualität völlig unterdrücken oder übermäßig kontrollieren.
- Religiöse oder blasphemische Zwangsgedanken: Diese Gedanken betreffen die Angst, religiöse Gebote zu verletzen oder gotteslästerliche Gedanken zu haben. Menschen, die unter diesen Gedanken leiden, können befürchten, dass sie durch ihre Gedanken Sünden begehen oder

ihren Glauben verraten. Diese Gedanken führen oft zu übermäßigem Beten, Beichten oder anderen religiösen Ritualen, um die wahrgenommene Schuld zu sühnen.

- Symmetrie- und Ordnungszwangsgedanken: Diese Gedanken betreffen das Bedürfnis nach Symmetrie, Ordnung und Perfektion. Betroffene können unablässig darüber nachdenken, wie sie Objekte ausrichten, Schritte in einer bestimmten Reihenfolge ausführen oder sicherstellen, dass alles „perfekt" ist. Diese Gedanken können so intensiv werden, dass sie das tägliche Leben erheblich stören, da Betroffene viel Zeit damit verbringen, diese Anforderungen zu erfüllen.
- Zwanghafte Zweifel: Diese Art von Zwangsgedanken beinhaltet ständige Zweifel und Unsicherheit über alltägliche Handlungen. Menschen mit zwanghaften Zweifeln können sich fragen, ob sie eine Tür wirklich abgeschlossen, den Herd ausgeschaltet oder etwas falsch gemacht haben. Diese Zweifel führen zu wiederholtem Überprüfen und dem Bedürfnis, sich immer wieder zu vergewissern, dass alles in Ordnung ist.

Diese verschiedenen Typen von Zwangsgedanken zeigen, wie vielfältig und belastend die Gedankenwelt von Menschen mit Zwangsstörungen sein kann. Trotz ihrer Unterschiede haben alle diese Gedanken gemeinsam, dass sie von den Betroffenen als störend, unangemessen und schwer zu kontrollieren wahrgenommen werden, was zu erheblichen emotionalen und sozialen Problemen führen kann.

3.2. Zwangshandlungen: Formen und Funktion

Zwangshandlungen sind die wiederholten Verhaltensweisen oder mentalen Akte, die als Reaktion auf Zwangsgedanken ausgeführt werden. Die Hauptfunktion dieser Handlungen besteht darin, die durch die Zwangsgedanken verursachte Angst zu reduzieren oder ein befürchtetes Unglück zu verhindern. Obwohl Zwangshandlungen kurzfristig Erleichterung bringen können, führen sie langfristig zu einer Verstärkung der Zwangsgedanken und verschlimmern die Störung.

- Reinigungsrituale: Reinigungszwänge sind eine häufige Form der Zwangshandlung, insbesondere bei Menschen mit Kontaminationsängsten. Diese Rituale können stundenlanges Händewaschen, Duschen oder das Reinigen von Gegenständen umfassen. Betroffene waschen sich oft in einer bestimmten Reihenfolge oder unter Beachtung bestimmter Regeln, um sicherzustellen, dass sie „sauber" sind. Diese Rituale können so zeitaufwendig werden, dass sie das tägliche Leben erheblich beeinträchtigen, und sie führen oft zu körperlichen Schäden wie Hautirritationen oder Infektionen.

- Kontrollrituale: Menschen mit Kontrollzwängen überprüfen wiederholt, ob sie alltägliche Aufgaben korrekt ausgeführt haben, wie z. B. das Abschließen von Türen, das Ausschalten von Elektrogeräten oder das Schreiben von E-Mails. Diese Handlungen werden in der Regel mehrfach wiederholt, da die Betroffenen das Gefühl haben, dass sie etwas übersehen haben oder dass ein Fehler fatale Konsequenzen haben könnte. Diese Kontrollrituale können dazu führen, dass Betroffene zu spät zur Arbeit kommen, soziale Aktivitäten vermeiden oder ihre Aufgaben nicht effizient erledigen können.
- Zählrituale: Zählzwänge beinhalten das Bedürfnis, bestimmte Dinge in einer bestimmten Anzahl zu tun oder zu zählen. Betroffene können z. B. Schritte zählen, bevor sie einen Raum betreten, oder Buchstaben in einem Satz zählen, um sicherzustellen, dass sie keine „unglückliche" Zahl erreichen. Diese Rituale werden oft in einer festgelegten Reihenfolge durchgeführt und sind schwer zu unterbrechen, ohne dass erhebliche Angst entsteht.
- Ordnen und Symmetrie: Zwangshandlungen, die auf Ordnung und Symmetrie abzielen, beinhalten das Arrangieren von Gegenständen nach bestimmten Regeln, damit sie perfekt ausgerichtet oder symmetrisch sind. Betroffene verbringen viel Zeit damit, sicherzustellen, dass alle Gegenstände in ihrer Umgebung „richtig" angeordnet

sind, und können sehr gestresst sein, wenn etwas nicht perfekt ist. Diese Handlungen können sich auf alle Aspekte des Lebens ausdehnen, von der Organisation des Arbeitsplatzes bis hin zur Anordnung von Lebensmitteln im Kühlschrank.
- Mentale Rituale: Neben den physischen Zwangshandlungen gibt es auch mentale Rituale, bei denen Betroffene versuchen, ihre Zwangsgedanken durch bestimmte mentale Prozesse zu neutralisieren. Dazu gehören z. B. das Wiederholen bestimmter Worte oder Sätze, das Mentale „Durchgehen" von Handlungen, um sicherzustellen, dass sie korrekt ausgeführt wurden, oder das Visualisieren von positiven Bildern, um negative Gedanken zu „löschen". Diese mentalen Rituale sind oft weniger offensichtlich, können aber genauso zeitaufwendig und belastend sein wie physische Zwangshandlungen.
- Vermeidung: Eine weitere Form der Zwangshandlung ist die Vermeidung von Situationen, die Zwangsgedanken auslösen könnten. Menschen mit Zwangsstörungen entwickeln oft komplexe Strategien, um Auslösern aus dem Weg zu gehen, was zu einer erheblichen Einschränkung ihres Lebens führen kann. Diese Vermeidung kann so weit gehen, dass Betroffene ihre sozialen Kontakte einschränken, ihre Arbeit vernachlässigen oder öffentliche Orte meiden.

Zwangshandlungen sind für Betroffene oft quälend, da sie das Gefühl haben, keine Kontrolle über ihre Handlungen zu haben, und dass diese Handlungen notwendig sind, um ihre Angst zu lindern. Diese Rituale sind nicht nur zeitaufwendig, sondern können auch zu erheblichen körperlichen und psychischen Belastungen führen, was die Notwendigkeit einer wirksamen Behandlung unterstreicht.

3.3. Kognitive und emotionale Begleiterscheinungen

Zwangsstörungen sind nicht nur durch Zwangsgedanken und -handlungen gekennzeichnet, sondern auch durch eine Reihe von kognitiven Verzerrungen und emotionalen Reaktionen, die die Störung aufrechterhalten und verschlimmern. Diese Begleiterscheinungen spielen eine zentrale Rolle in der Erfahrung von Menschen mit Zwangsstörungen und beeinflussen, wie sie ihre Gedanken, Gefühle und Handlungen wahrnehmen und darauf reagieren.

- Übertriebene Verantwortlichkeit: Eine der häufigsten kognitiven Verzerrungen bei Zwangsstörungen ist die Überzeugung, dass man übermäßig verantwortlich für das Wohlergehen anderer ist. Menschen mit Zwangsstörungen neigen dazu zu glauben, dass sie durch ihre Gedanken oder Handlungen Schaden verursachen könnten, und dass es ihre Pflicht ist, dies zu

verhindern. Diese übertriebene Verantwortlichkeit führt dazu, dass sie ritualisierte Handlungen ausführen, um sicherzustellen, dass sie nichts „Falsches" tun, was zu erheblichem Stress und Unbehagen führt.
- Perfektionismus: Viele Menschen mit Zwangsstörungen haben einen ausgeprägten Perfektionismus, der sie dazu treibt, alle Aufgaben fehlerfrei zu erledigen. Dieser Perfektionismus kann sich auf alle Lebensbereiche ausdehnen, von der Arbeit über das persönliche Leben bis hin zu alltäglichen Aufgaben. Das ständige Streben nach Perfektion führt oft zu Selbstzweifeln und dem Gefühl, dass man nie genug tut, was zu einer Zunahme der Zwangshandlungen führen kann.
- Magisches Denken: Magisches Denken ist die irrationale Überzeugung, dass Gedanken oder Handlungen auf übernatürliche Weise reale Ereignisse beeinflussen können. Menschen mit Zwangsstörungen können glauben, dass bestimmte Gedanken oder Rituale notwendig sind, um Katastrophen zu verhindern. Zum Beispiel könnten sie denken, dass das Zählen einer bestimmten Anzahl von Schritten verhindern könnte, dass etwas Schlimmes passiert. Diese Form des Denkens verstärkt die Zwangshandlungen und macht es schwierig, die Störung zu überwinden.
- Angst und Panik: Angst ist eine zentrale emotionale Begleiterscheinung von Zwangsstörungen.

Zwangsgedanken lösen oft intensive Angst oder sogar Panik aus, da sie als Bedrohung wahrgenommen werden. Diese Angst führt zu einem dringenden Bedürfnis, Zwangshandlungen auszuführen, um die befürchtete Gefahr zu neutralisieren. Die ständige Angst und der ständige Stress, die mit Zwangsstörungen verbunden sind, können zu einem Zustand chronischer Anspannung und Erschöpfung führen.

- Schuld und Scham: Viele Menschen mit Zwangsstörungen kämpfen mit starken Schuld- und Schamgefühlen. Sie fühlen sich oft schuldig für ihre Zwangsgedanken, insbesondere wenn diese aggressiv, sexuell oder blasphemisch sind. Diese Gedanken stehen im Widerspruch zu den moralischen Überzeugungen der Betroffenen, was zu intensiven Gefühlen der Scham und Selbstverurteilung führt. Diese Emotionen können die Zwangsgedanken und -handlungen weiter verstärken, da Betroffene versuchen, ihre Schuld durch noch rigorosere Rituale zu „sühnen".
- Ständige Zweifel und Unsicherheit: Zwangsstörungen sind oft von einem ständigen Gefühl der Unsicherheit und des Zweifelns begleitet. Betroffene haben Schwierigkeiten, Entscheidungen zu treffen oder sich sicher zu fühlen, dass sie etwas richtig gemacht haben. Diese Unsicherheit führt zu wiederholten Überprüfungen und dem Bedürfnis, immer wieder Bestätigung zu suchen, was die Zwangshandlungen verstärkt.

Diese kognitiven und emotionalen Begleiterscheinungen machen deutlich, dass Zwangsstörungen weit über einfache Verhaltensweisen hinausgehen und tief in den Denkmustern und emotionalen Reaktionen der Betroffenen verwurzelt sind. Eine erfolgreiche Behandlung muss daher nicht nur die Zwangshandlungen ansprechen, sondern auch die zugrunde liegenden kognitiven Verzerrungen und emotionalen Schwierigkeiten, die die Störung aufrechterhalten.

3.4. Verhalten und Auswirkungen im Alltag

Zwangsstörungen haben tiefgreifende Auswirkungen auf das tägliche Leben der Betroffenen und können in nahezu allen Lebensbereichen zu erheblichen Einschränkungen führen. Die Zwangsgedanken und -handlungen nehmen oft so viel Zeit und Energie in Anspruch, dass normale Alltagsaktivitäten vernachlässigt werden. Die Auswirkungen auf das Verhalten und die Lebensqualität sind erheblich und reichen von sozialen und beruflichen Problemen bis hin zu körperlichen und psychischen Gesundheitsproblemen.

- Berufliche und schulische Leistung: Menschen mit Zwangsstörungen haben oft Schwierigkeiten, ihre Aufgaben in der Schule oder am Arbeitsplatz zu erfüllen. Zwangshandlungen wie ständiges Überprüfen, Reinigen oder Ordnen können so viel Zeit in Anspruch nehmen, dass Betroffene ihre Arbeit nicht rechtzeitig erledigen

können. Darüber hinaus können Zwangsgedanken die Konzentration und Entscheidungsfähigkeit beeinträchtigen, was zu Fehlern und einer verminderten Produktivität führt. Dies kann wiederum zu Konflikten mit Kollegen, Vorgesetzten oder Lehrern führen und in extremen Fällen sogar zum Verlust des Arbeitsplatzes oder zu schulischen Misserfolgen.
- Soziale Isolation: Die Angst, dass andere Menschen ihre Zwangssymptome bemerken oder dass sie in Situationen geraten, die ihre Zwangshandlungen auslösen, führt oft dazu, dass Betroffene sich sozial zurückziehen. Sie vermeiden möglicherweise soziale Kontakte, Partys oder andere Veranstaltungen, aus Angst, dass sie ihre Zwangshandlungen nicht verbergen können oder dass ihre Rituale durch andere unterbrochen werden. Dieser Rückzug führt zu Einsamkeit und kann das Gefühl der Isolation verstärken, was wiederum die Zwangssymptome verschlimmern kann.
- Zwischenmenschliche Beziehungen: Zwangsstörungen können erhebliche Spannungen in zwischenmenschlichen Beziehungen verursachen. Partner, Familienmitglieder und Freunde können die Rituale und Verhaltensweisen der Betroffenen als irrational oder belastend empfinden, was zu Konflikten führen kann. In vielen Fällen versuchen Angehörige, die Zwangshandlungen der Betroffenen zu unterstützen oder zu

erleichtern, um Konflikte zu vermeiden, was jedoch oft dazu führt, dass die Störung aufrechterhalten wird. In anderen Fällen kann das Unverständnis oder die Frustration der Angehörigen zu einer Verschlechterung der Beziehungen und sogar zu deren Abbruch führen.

- Körperliche Gesundheit: Die körperlichen Auswirkungen von Zwangsstörungen können ebenfalls erheblich sein. Übermäßiges Händewaschen oder Reinigen kann zu Hautreizungen, Ekzemen oder Infektionen führen. Zwangshandlungen wie das Zählen oder Wiederholen von Bewegungen können zu körperlicher Erschöpfung oder Verletzungen führen. Darüber hinaus können die ständige Angst und der chronische Stress, die mit Zwangsstörungen einhergehen, zu einer Vielzahl von stressbedingten körperlichen Beschwerden führen, einschließlich Kopfschmerzen, Magen-Darm-Problemen und Schlafstörungen.
- Finanzielle Probleme: In einigen Fällen können Zwangsstörungen zu finanziellen Schwierigkeiten führen. Zum Beispiel könnten Betroffene, die unter einem Zwang zur Sauberkeit leiden, übermäßige Mengen an Reinigungsmitteln kaufen oder teure Reinigungsdienste in Anspruch nehmen. Andere könnten aufgrund ihrer Zwangshandlungen Schwierigkeiten haben, einer regelmäßigen Arbeit nachzugehen, was zu

Einkommensverlusten und finanziellen Problemen führt.
- Auswirkungen auf das Selbstbild: Menschen mit Zwangsstörungen entwickeln oft ein negatives Selbstbild, das von Schuld, Scham und dem Gefühl der Unzulänglichkeit geprägt ist. Sie fühlen sich möglicherweise wertlos oder unfähig, ihre Zwangsgedanken und -handlungen zu kontrollieren, was zu einem verminderten Selbstwertgefühl und zu Depressionen führen kann. Diese negativen Gefühle können die Störung weiter verschlimmern und es den Betroffenen erschweren, Hilfe zu suchen.

Die Auswirkungen von Zwangsstörungen auf das tägliche Leben sind vielfältig und weitreichend. Sie betreffen nicht nur die Betroffenen selbst, sondern auch ihre Umgebung und ihr soziales Umfeld. Eine wirksame Behandlung muss daher alle diese Aspekte berücksichtigen, um die Lebensqualität der Betroffenen zu verbessern und ihnen zu helfen, ein erfülltes und produktives Leben zu führen.

3.5. Fallbeispiele zur Verdeutlichung der Symptome

Um die Vielfalt und Intensität der Symptome von Zwangsstörungen zu veranschaulichen, werden in diesem Abschnitt Fallbeispiele vorgestellt, die die verschiedenen Formen der Störung und ihre Auswirkungen auf das Leben der Betroffenen verdeutlichen.

Fallbeispiel 1: Anna, die Perfektionistin

Anna ist eine 32-jährige Lehrerin, die seit ihrer Jugend unter Zwangsstörungen leidet. Ihre Hauptsymptome sind zwanghafte Zweifel und Perfektionismus. Anna verbringt oft Stunden damit, Unterrichtsmaterialien vorzubereiten und sicherzustellen, dass sie fehlerfrei sind. Trotz ihrer Bemühungen hat sie ständig das Gefühl, dass etwas nicht richtig ist, und überprüft ihre Arbeit immer wieder. Dieser Perfektionismus beeinträchtigt nicht nur ihre berufliche Leistung, sondern führt auch zu Schlafmangel und Erschöpfung, da Anna oft bis spät in die Nacht arbeitet. Ihre Zwangsstörung hat dazu geführt, dass sie sich sozial isoliert hat, da sie wenig Zeit für Freunde oder Freizeitaktivitäten hat. Trotz der Belastung fällt es Anna schwer, ihre Symptome zu kontrollieren, da sie befürchtet, dass sie einen Fehler machen könnte, der ihre Karriere gefährden würde.

Fallbeispiel 2: Markus, der Reinlichkeitssüchtige

Markus ist ein 28-jähriger IT-Spezialist, der unter einer schweren Form von Kontaminationsangst leidet. Seine Zwangsgedanken drehen sich ständig um die Angst, sich mit gefährlichen Keimen zu infizieren. Markus verbringt mehrere Stunden am Tag damit, seine Hände zu waschen, seine Wohnung zu desinfizieren und seine

Kleidung zu reinigen. Er meidet öffentliche Verkehrsmittel, öffentliche Toiletten und vermeidet es, Menschen zu berühren, aus Angst, sich zu kontaminieren. Diese Rituale haben Markus' Leben stark eingeschränkt; er arbeitet von zu Hause aus und verlässt selten seine Wohnung. Seine Zwangsstörung hat auch zu Problemen in seiner Beziehung geführt, da seine Partnerin Schwierigkeiten hat, mit seinen extremen Reinigungsritualen umzugehen.

Fallbeispiel 3: Lena, die Ordnungsfanatikerin

Lena ist eine 40-jährige Mutter von zwei Kindern, die unter einem schweren Ordnungszwang leidet. Lena verbringt täglich mehrere Stunden damit, sicherzustellen, dass alle Gegenstände in ihrem Haus perfekt ausgerichtet und symmetrisch angeordnet sind. Sie hat spezifische Rituale entwickelt, um sicherzustellen, dass alles „richtig" ist, und wird extrem ängstlich und gereizt, wenn etwas aus dem Gleichgewicht gerät. Ihre Zwangsstörung hat dazu geführt, dass sie ihre Kinder oft kritisiert, wenn sie das Haus „unordentlich" machen, was zu Spannungen in der Familie geführt hat. Lena weiß, dass ihre Zwangshandlungen irrational sind, aber sie fühlt sich gezwungen, sie auszuführen, um ihre Angst zu lindern.

Fallbeispiel 4: Thomas, der Zweifler

Thomas ist ein 35-jähriger Rechtsanwalt, der unter zwanghaften Zweifeln leidet. Er verbringt jeden Tag Stunden damit, zu überprüfen, ob er wichtige Dokumente richtig ausgefüllt, E-Mails korrekt formuliert und rechtliche Entscheidungen korrekt getroffen hat. Diese ständigen Zweifel führen dazu, dass er seine Arbeit immer wieder überarbeitet und zögert, Entscheidungen zu treffen, aus Angst, einen Fehler zu machen. Thomas' Zwangsstörung hat seine Karriere ernsthaft beeinträchtigt, da er oft Termine verpasst und wichtige Fristen nicht einhält. Er fühlt sich ständig gestresst und überfordert, was zu einem Rückgang seiner beruflichen Leistung und zu einem Verlust des Selbstvertrauens geführt hat.

Diese Fallbeispiele zeigen die vielfältigen Formen, die Zwangsstörungen annehmen können, und die tiefgreifenden Auswirkungen, die sie auf das Leben der Betroffenen haben. Sie verdeutlichen, wie Zwangsgedanken und -handlungen das tägliche Leben dominieren und zu erheblichen sozialen, beruflichen und persönlichen Einschränkungen führen können. Diese Beispiele unterstreichen auch die Notwendigkeit einer individuellen und umfassenden Behandlung, die auf die spezifischen Bedürfnisse der Betroffenen zugeschnitten ist.

4. Selbstdiagnose: Ein Leitfaden

4.1. Warum Selbstdiagnose? Chancen und Risiken

Die Selbstdiagnose psychischer Störungen, insbesondere von Zwangsstörungen, ist ein zweischneidiges Schwert. Einerseits kann sie ein wertvolles Hilfsmittel sein, um ein Bewusstsein für die eigenen Symptome zu entwickeln, andererseits birgt sie erhebliche Risiken, insbesondere wenn sie ohne professionelle Unterstützung durchgeführt wird.

Chancen der Selbstdiagnose:

- Früherkennung: Eine der größten Chancen der Selbstdiagnose liegt in der Früherkennung von Zwangsstörungen. Oftmals sind Menschen nicht in der Lage, ihre Symptome sofort zu erkennen oder sie suchen erst spät Hilfe, wenn die Symptome bereits schwerwiegend sind. Durch die Selbstdiagnose können Betroffene frühzeitig auf mögliche Anzeichen aufmerksam werden, was zu einer schnelleren Intervention führen kann.
- Selbstbewusstsein und Empowerment: Durch die Auseinandersetzung mit den eigenen Symptomen können Betroffene ein besseres Verständnis für ihre eigenen Gedanken und

Verhaltensmuster entwickeln. Dies kann dazu führen, dass sie sich stärker für ihre eigene Gesundheit verantwortlich fühlen und aktiv nach Lösungen suchen.
- Erste Schritte zur Hilfe: Eine Selbstdiagnose kann als erster Schritt dienen, um professionelle Hilfe in Anspruch zu nehmen. Viele Menschen zögern, einen Therapeuten oder Arzt aufzusuchen, weil sie ihre Symptome nicht ernst genug nehmen oder glauben, dass sie keine Hilfe benötigen. Eine Selbstdiagnose kann ihnen helfen, ihre Bedenken zu überwinden und den Mut zu fassen, sich an Fachleute zu wenden.

Risiken der Selbstdiagnose:

- Fehldiagnosen: Eines der größten Risiken der Selbstdiagnose ist die Möglichkeit einer Fehldiagnose. Zwangsstörungen teilen viele Symptome mit anderen psychischen Störungen, wie z. B. Angststörungen, Depressionen oder Zwangsneurosen. Ohne das nötige Fachwissen könnten Betroffene ihre Symptome falsch interpretieren, was zu einer ungeeigneten oder verzögerten Behandlung führen kann.
- Überdiagnose: Auf der anderen Seite besteht die Gefahr, dass Betroffene aufgrund einer Selbstdiagnose glauben, dass sie eine schwerwiegendere Störung haben als tatsächlich der Fall ist. Dies kann zu unnötiger Angst und Stress führen und

dazu, dass sie sich selbst überfordern oder sich unangemessenen Behandlungsmethoden unterziehen.
- Vermeidung professioneller Hilfe: Ein weiteres Risiko besteht darin, dass Betroffene glauben, dass sie ihre Symptome allein bewältigen können, ohne die Notwendigkeit professioneller Hilfe zu erkennen. Dies kann dazu führen, dass sie keine angemessene Behandlung erhalten und ihre Symptome sich verschlimmern.
- Selbststigmatisierung: Die Selbstdiagnose kann auch zu einer Selbststigmatisierung führen, insbesondere wenn Betroffene glauben, dass ihre Symptome sie schwach oder „unnormal" machen. Dies kann das Selbstwertgefühl untergraben und das Gefühl der Isolation verstärken.

Insgesamt sollte die Selbstdiagnose als ein potenziell hilfreiches, aber auch gefährliches Werkzeug betrachtet werden. Es ist wichtig, dass Betroffene, die sich selbst diagnostizieren, sich darüber im Klaren sind, dass dies nur ein erster Schritt sein kann und dass die Bestätigung und die weitergehende Behandlung durch einen qualifizierten Fachmann unerlässlich sind.

4.2. Selbstbeobachtung: Wie erkenne ich Zwangssymptome?

Selbstbeobachtung ist eine wichtige Methode, um Zwangssymptome zu erkennen und besser zu verstehen. Sie erfordert eine systematische und achtsame Herangehensweise, bei der Betroffene lernen, ihre Gedanken, Gefühle und Verhaltensweisen bewusst wahrzunehmen und zu dokumentieren.

Schritte zur Selbstbeobachtung:

- Identifikation von Auslösern: Der erste Schritt besteht darin, die Auslöser für Zwangsgedanken und -handlungen zu identifizieren. Auslöser können bestimmte Situationen, Orte, Menschen oder Gedanken sein, die die Zwangssymptome hervorrufen. Betroffene sollten sich notieren, in welchen Situationen ihre Symptome besonders stark auftreten und was diese Situationen gemeinsam haben.
- Beobachtung der Häufigkeit und Intensität: Es ist wichtig, die Häufigkeit und Intensität der Zwangsgedanken und -handlungen zu beobachten. Betroffene können ein Tagebuch führen, in dem sie festhalten, wie oft bestimmte Gedanken oder Handlungen auftreten, wie stark die damit verbundene Angst ist und wie lange die Symptome anhalten. Diese Aufzeichnungen können später als wertvolles Werkzeug für die Therapie dienen.
- Unterscheidung von normalen Gedanken und Zwangsgedanken: Ein weiterer wichtiger Schritt ist die Unterscheidung zwischen normalen, alltäglichen Gedanken und Zwangsgedanken.

Zwangsgedanken sind typischerweise aufdringlich, unkontrollierbar und verursachen erhebliches Unbehagen. Sie stehen oft im Widerspruch zu den moralischen Überzeugungen der Betroffenen und werden als irrational wahrgenommen.

- Reflexion über die Auswirkungen auf das tägliche Leben: Betroffene sollten sich fragen, wie ihre Zwangsgedanken und -handlungen ihr tägliches Leben beeinflussen. Beeinflussen die Symptome ihre Arbeit, ihre sozialen Beziehungen oder ihre Freizeitaktivitäten? Verbringen sie viel Zeit damit, ihre Zwangshandlungen durchzuführen? Diese Reflexion kann helfen, das Ausmaß der Störung zu erkennen und zu beurteilen, wie stark sie das Leben beeinträchtigt.
- Selbstakzeptanz und Geduld: Ein wichtiger Aspekt der Selbstbeobachtung ist die Akzeptanz der eigenen Symptome und das Entwickeln von Geduld mit sich selbst. Zwangsstörungen sind eine psychische Erkrankung, und es ist wichtig, sich daran zu erinnern, dass man nicht für seine Gedanken und Handlungen verantwortlich ist. Selbstbeobachtung sollte nicht zu zusätzlichem Stress oder Selbstverurteilung führen, sondern als ein Mittel zur Selbstaufklärung und Selbstfürsorge betrachtet werden.
- Durch eine systematische Selbstbeobachtung können Betroffene ein tieferes Verständnis für ihre Zwangssymptome entwickeln und besser in

der Lage sein, ihre Gedanken und Verhaltensweisen zu steuern. Diese Methode kann auch dazu beitragen, das Bewusstsein für Muster und Auslöser zu schärfen, die in der Therapie weiter untersucht und bearbeitet werden können.

4.3. Validierte Selbsttests und Fragebögen

Validierte Selbsttests und Fragebögen sind wichtige Werkzeuge zur Selbsteinschätzung von Zwangsstörungen. Sie bieten eine strukturierte Möglichkeit, die Schwere der Symptome zu bewerten und Anhaltspunkte dafür zu erhalten, ob eine professionelle Diagnose notwendig ist. Diese Instrumente sind wissenschaftlich entwickelt und haben sich als zuverlässig und valide in der Erfassung von Zwangssymptomen erwiesen.

Beispiele für Selbsttests und Fragebögen:

- Yale-Brown Obsessive Compulsive Scale (Y-BOCS): Der Y-BOCS ist einer der am häufigsten verwendeten Fragebögen zur Einschätzung von Zwangsstörungen. Er besteht aus zwei Teilen: einem Symptom-Checkliste, die verschiedene Arten von Zwangsgedanken und -handlungen abfragt, und einer Skala, die die Schwere der Symptome bewertet. Die Betroffenen werden gebeten, anzugeben, wie viel Zeit sie täglich mit Zwangsgedanken und -handlungen verbringen, wie viel

Leidensdruck diese verursachen und wie sehr sie das tägliche Leben beeinträchtigen. Der Y-BOCS kann sowohl zur Selbstbewertung als auch im klinischen Umfeld verwendet werden, um den Schweregrad der Störung zu bestimmen.
- Obsessive Compulsive Inventory-Revised (OCI-R): Der OCI-R ist ein weiterer validierter Fragebogen, der entwickelt wurde, um die Präsenz und Schwere von Zwangssymptomen zu erfassen. Er umfasst mehrere Subskalen, die verschiedene Arten von Zwangsgedanken und -handlungen abdecken, wie z. B. Waschen, Kontrollieren, Ordnen und Zählen. Der OCI-R ist einfach anzuwenden und kann eine nützliche Ergänzung zur klinischen Bewertung sein.
- Beck Anxiety Inventory (BAI): Obwohl der BAI nicht speziell für Zwangsstörungen entwickelt wurde, ist er nützlich, um das Ausmaß der Angst zu messen, das mit Zwangssymptomen einhergeht. Da Angst eine zentrale Rolle bei Zwangsstörungen spielt, kann der BAI helfen, die Schwere der Angst zu bestimmen und zu beurteilen, wie stark sie das tägliche Leben beeinflusst.
- Patient Health Questionnaire (PHQ-9): Der PHQ-9 ist ein kurzer Fragebogen, der die Schwere von Depressionen misst. Da Zwangsstörungen häufig mit Depressionen einhergehen, kann dieser Fragebogen helfen, komorbide

depressive Symptome zu erkennen, die ebenfalls behandelt werden müssen.

Anwendung und Interpretation der Ergebnisse:

Die Ergebnisse dieser Selbsttests sollten als Hinweis und nicht als definitive Diagnose betrachtet werden. Sie bieten eine Momentaufnahme der Symptome und können helfen, ein besseres Verständnis für den eigenen Zustand zu entwickeln. Es ist jedoch wichtig zu betonen, dass eine Selbstdiagnose durch diese Instrumente die professionelle Diagnose und Behandlung nicht ersetzen kann. Die Ergebnisse sollten mit einem qualifizierten Therapeuten oder Psychiater besprochen werden, der in der Lage ist, eine umfassende Bewertung vorzunehmen und einen geeigneten Behandlungsplan zu entwickeln.

Grenzen und Herausforderungen:

Während validierte Selbsttests wertvolle Werkzeuge sein können, gibt es auch Grenzen und Herausforderungen bei ihrer Anwendung. Zum einen können sie subjektiv sein, da sie auf der Selbstberichterstattung basieren. Dies kann zu Verzerrungen führen, insbesondere wenn Betroffene ihre Symptome herunterspielen oder übertreiben. Darüber hinaus erfassen diese Tests nicht immer die gesamte Komplexität der Zwangsstörung, insbesondere wenn seltene oder untypische Symptome vorliegen. Daher sollten die Ergebnisse immer im

Kontext einer umfassenden klinischen Bewertung gesehen werden.

4.4. Grenzen der Selbstdiagnose: Wann professionelle Hilfe notwendig ist

Die Selbstdiagnose von Zwangsstörungen kann hilfreich sein, um erste Anzeichen zu erkennen und sich über die eigene Situation bewusst zu werden. Allerdings gibt es klare Grenzen, ab denen professionelle Hilfe unerlässlich wird. Es ist wichtig zu wissen, wann die Selbstdiagnose an ihre Grenzen stößt und eine fundierte diagnostische Abklärung durch einen Fachmann notwendig ist.

Anzeichen, wann professionelle Hilfe erforderlich ist:

- Schweregrad der Symptome: Wenn die Zwangssymptome stark ausgeprägt sind und das tägliche Leben erheblich beeinträchtigen, sollte dringend professionelle Hilfe in Anspruch genommen werden. Zu den Anzeichen schwerer Zwangsstörungen gehören: Zwangsgedanken, die den Großteil des Tages einnehmen, Zwangshandlungen, die mehrere Stunden täglich in Anspruch nehmen, und eine erhebliche Beeinträchtigung sozialer, beruflicher oder schulischer Aktivitäten.

- Komorbiditäten: Zwangsstörungen treten häufig gemeinsam mit anderen psychischen Störungen auf, wie z. B. Depressionen, Angststörungen oder Essstörungen. Wenn neben den Zwangssymptomen auch Anzeichen für eine weitere psychische Störung vorliegen, ist eine professionelle Bewertung unerlässlich. Komorbide Störungen können den Verlauf der Zwangsstörung komplizieren und erfordern eine umfassende Behandlungsstrategie.
- Selbstverletzendes Verhalten oder Suizidgedanken: Wenn Betroffene selbstverletzendes Verhalten oder Suizidgedanken entwickeln, ist sofortige professionelle Hilfe notwendig. Diese Symptome weisen auf eine schwerwiegende psychische Krise hin, die umgehend behandelt werden muss.
- Unfähigkeit, Zwangshandlungen zu kontrollieren: Wenn Betroffene feststellen, dass sie ihre Zwangshandlungen trotz intensiver Bemühungen nicht mehr kontrollieren können, sollte professionelle Hilfe in Anspruch genommen werden. Zwangsstörungen können sich im Laufe der Zeit verschlimmern, und ohne angemessene Behandlung besteht das Risiko, dass die Symptome außer Kontrolle geraten.
- Fehlinterpretation von Symptomen: Wenn Betroffene Schwierigkeiten haben, ihre Symptome richtig zu interpretieren, oder wenn sie unsicher sind, ob es sich tatsächlich um eine

Zwangsstörung handelt, ist eine fachliche Abklärung wichtig. Zwangsstörungen können leicht mit anderen psychischen Störungen verwechselt werden, und eine genaue Diagnose ist entscheidend für die Wahl der richtigen Behandlung.

Vorteile der professionellen Diagnose:

Eine professionelle Diagnose bietet mehrere Vorteile, die über die Möglichkeiten der Selbstdiagnose hinausgehen. Ein qualifizierter Fachmann kann:

- Eine umfassende Bewertung vornehmen: Dies umfasst nicht nur die Erfassung der Symptome, sondern auch eine Untersuchung der Krankengeschichte, der Familienanamnese und der aktuellen Lebenssituation. Diese ganzheitliche Betrachtung ermöglicht eine präzisere Diagnose und eine individuelle Behandlungsplanung.
- Differenzialdiagnose stellen: Ein Fachmann ist in der Lage, Zwangsstörungen von anderen psychischen Störungen zu unterscheiden, die ähnliche Symptome aufweisen, wie z. B. generalisierte Angststörungen, Depressionen oder Zwangsneurosen. Dies ist entscheidend, um sicherzustellen, dass die Behandlung auf die spezifische Störung abgestimmt ist.
- Einen individuellen Behandlungsplan entwickeln: Auf Grundlage der Diagnose kann ein Fachmann einen individuellen Behandlungsplan

erstellen, der sowohl psychotherapeutische als auch medikamentöse Ansätze umfassen kann. Dies stellt sicher, dass die Behandlung auf die Bedürfnisse des Betroffenen zugeschnitten ist und die bestmöglichen Erfolgschancen bietet.
- Langfristige Unterstützung bieten: Zwangsstörungen sind oft chronisch und erfordern eine langfristige Betreuung. Ein Fachmann kann eine kontinuierliche Unterstützung bieten, um Rückfälle zu verhindern und den Fortschritt der Behandlung zu überwachen.

Insgesamt ist es wichtig, dass Betroffene die Grenzen der Selbstdiagnose erkennen und wissen, wann es notwendig ist, professionelle Hilfe in Anspruch zu nehmen. Eine frühzeitige Intervention durch einen qualifizierten Fachmann kann entscheidend sein, um die Symptome zu lindern und die Lebensqualität der Betroffenen zu verbessern.

4.5. Fallstricke und Fehlinterpretationen bei der Selbstdiagnose

Die Selbstdiagnose von Zwangsstörungen kann mit verschiedenen Fallstricken und Fehlinterpretationen verbunden sein, die das Verständnis der eigenen Symptome und den Weg zur richtigen Behandlung beeinträchtigen können. Es ist wichtig, sich dieser Fallstricke bewusst zu sein, um eine möglichst genaue Selbsteinschätzung vorzunehmen und den Übergang zu professioneller Hilfe reibungslos zu gestalten.

Typische Fallstricke bei der Selbstdiagnose:

- Verwechslung mit anderen psychischen Störungen: Zwangsstörungen teilen Symptome mit einer Reihe anderer psychischer Störungen, wie z. B. generalisierten Angststörungen, Depressionen, posttraumatischen Belastungsstörungen (PTBS) oder Zwangsneurosen. Es kann schwierig sein, diese Störungen voneinander zu unterscheiden, insbesondere ohne fundiertes Fachwissen. Zum Beispiel können ständige Sorgen und übermäßige Ängste sowohl bei Zwangsstörungen als auch bei generalisierten Angststörungen auftreten, aber die zugrunde liegenden Mechanismen und die Behandlung unterscheiden sich.
- Normalisierung von Symptomen: Ein häufiger Fallstrick bei der Selbstdiagnose ist die Tendenz, Zwangssymptome als normale Verhaltensweisen oder Eigenheiten abzutun. Betroffene könnten denken, dass ihre Zwangsgedanken nur „übertriebene Vorsicht" sind oder dass ihre Zwangshandlungen „harmlose Gewohnheiten" darstellen. Diese Normalisierung kann dazu führen, dass die Symptome unbehandelt bleiben und sich im Laufe der Zeit verschlimmern.

- Überdiagnose: Auf der anderen Seite besteht die Gefahr der Überdiagnose, bei der normale Sorgen oder Verhaltensweisen als Zwangsstörungen fehlinterpretiert werden. Zum Beispiel könnte jemand, der gelegentlich sehr genau darauf achtet, dass alles ordentlich ist, glauben, dass er unter einem Ordnungszwang leidet. Solche Fehlinterpretationen können unnötigen Stress verursachen und dazu führen, dass Betroffene sich übermäßig auf Symptome konzentrieren, die möglicherweise gar nicht pathologisch sind.
- Selbststigmatisierung und Angst: Die Selbstdiagnose kann zu einer Selbststigmatisierung führen, bei der Betroffene sich selbst als „krank" oder „gestört" wahrnehmen. Dies kann das Selbstwertgefühl erheblich beeinträchtigen und zu einer Verstärkung der Symptome führen. Darüber hinaus kann die Angst, tatsächlich an einer psychischen Störung zu leiden, dazu führen, dass Betroffene ihre Symptome überinterpretieren und zusätzliche Angstzustände entwickeln.
- Übersehen von komorbiden Störungen: Bei der Selbstdiagnose besteht die Gefahr, dass komorbide Störungen übersehen werden. Zwangsstörungen treten häufig gemeinsam mit anderen psychischen Störungen auf, wie z. B. Depressionen, Angststörungen oder Substanzmissbrauchsstörungen. Diese komorbiden Zustände können die Symptome der Zwangsstörung

verschlimmern und erfordern eine spezifische Behandlung, die über die reine Behandlung der Zwangssymptome hinausgeht.

Strategien zur Vermeidung von Fehlinterpretationen:

- Bildung und Aufklärung: Eine der besten Möglichkeiten, Fehlinterpretationen zu vermeiden, besteht darin, sich umfassend über Zwangsstörungen und andere psychische Störungen zu informieren. Das Verständnis der typischen Symptome, Ursachen und Behandlungsoptionen kann dazu beitragen, eine genauere Selbsteinschätzung vorzunehmen.
- Selbstreflexion: Es ist wichtig, sich selbst kritisch zu hinterfragen und zu reflektieren, ob die wahrgenommenen Symptome tatsächlich in den Rahmen einer Zwangsstörung passen oder ob sie möglicherweise andere Ursachen haben. Dabei sollte man sich bewusst sein, dass es normal ist, gelegentlich Sorgen zu haben oder bestimmte Verhaltensweisen zu wiederholen, ohne dass dies pathologisch ist.
- Nutzung von Selbsttests in Verbindung mit professioneller Beratung: Selbsttests und Fragebögen können wertvolle Hinweise geben, sollten jedoch immer in Kombination mit professioneller Beratung verwendet werden. Wenn die Ergebnisse von Selbsttests auf eine mögliche Zwangsstörung hindeuten, ist es ratsam, diese mit einem

Therapeuten oder Psychiater zu besprechen, der eine genaue Diagnose stellen kann.
- Offenheit gegenüber professioneller Hilfe: Wenn Unsicherheiten oder Zweifel über die eigene Diagnose bestehen, sollte man offen dafür sein, professionelle Hilfe in Anspruch zu nehmen. Ein qualifizierter Fachmann kann helfen, die Symptome korrekt zu interpretieren und die richtige Behandlungsstrategie zu entwickeln.

Insgesamt ist es wichtig, die Selbstdiagnose als ein potenziell nützliches, aber auch begrenztes Werkzeug zu betrachten. Während sie helfen kann, ein erstes Bewusstsein für mögliche Zwangsstörungen zu schaffen, ist sie keine Alternative zur professionellen Diagnose und Behandlung. Durch die Vermeidung der genannten Fallstricke und eine reflektierte Herangehensweise können Betroffene eine genauere Selbsteinschätzung vornehmen und den Übergang zu einer angemessenen Behandlung erleichtern.

5. Abgrenzung von anderen psychischen Störungen

5.1. Zwangsstörungen vs. Aufmerksamkeitsdefizit-/Hyperaktivitätsstörung (ADHS)

Zwangsstörungen (OCD) und Aufmerksamkeitsdefizit-/Hyperaktivitätsstörung (ADHS) sind zwei unterschiedliche psychische Störungen, die jedoch in bestimmten Symptomen überlappen können. Diese Überschneidungen können die Diagnose erschweren, weshalb eine sorgfältige Differenzierung notwendig ist.

Symptomüberlappungen:

- Unruhe und Konzentrationsschwierigkeiten: Sowohl bei ADHS als auch bei Zwangsstörungen können Betroffene Schwierigkeiten haben, sich zu konzentrieren und fokussiert zu bleiben. Bei ADHS resultiert diese Unaufmerksamkeit oft aus einer grundsätzlichen Schwierigkeit, Reize zu filtern und sich auf eine Aufgabe zu konzentrieren, während sie bei Zwangsstörungen häufig aus der ständigen Ablenkung durch Zwangsgedanken resultiert. Die Betroffenen sind möglicherweise so sehr in ihre Gedanken und Rituale vertieft, dass sie Schwierigkeiten haben, sich auf andere Aufgaben zu konzentrieren.

- Impulsivität vs. Zwanghaftigkeit: Ein weiteres gemeinsames Merkmal kann die scheinbare Impulsivität in Verhaltensweisen sein. Bei ADHS manifestiert sich dies als tatsächliche Impulsivität, bei der Betroffene ohne lange nachzudenken handeln, was zu Fehlern oder unangemessenem Verhalten führen kann. Bei Zwangsstörungen hingegen handelt es sich um eine Art „zwanghafte Impulsivität", bei der die Betroffenen das Gefühl haben, gezwungen zu sein, bestimmte Handlungen auszuführen, um Angst oder Unbehagen zu lindern. Diese Handlungen sind jedoch weniger spontan und eher durch rigide, ritualisierte Muster gekennzeichnet.

Unterschiede in Ursache und Verlauf:

- Neurobiologische Unterschiede: ADHS ist eine neuroentwicklungsbedingte Störung, die durch Anomalien in der Funktion der dopaminergen und noradrenergen Systeme im Gehirn verursacht wird. Diese Anomalien betreffen vor allem den präfrontalen Kortex, der für die Exekutivfunktionen wie Planung, Impulskontrolle und Aufmerksamkeit verantwortlich ist. Zwangsstörungen hingegen sind eher mit einer Dysfunktion des fronto-striatalen Schaltkreises und des serotonergen Systems verbunden, was die Impulskontrolle und die Reaktion auf Angst beeinflusst.

- Verlauf und Prognose: ADHS beginnt typischerweise in der Kindheit und kann sich bis ins Erwachsenenalter fortsetzen, während Zwangsstörungen in der Regel etwas später beginnen, oft in der Jugend oder im frühen Erwachsenenalter. Der Verlauf von ADHS ist oft stabil, während Zwangsstörungen sich im Laufe der Zeit verschlechtern können, insbesondere wenn sie unbehandelt bleiben. Beide Störungen können jedoch chronisch sein und erfordern eine langfristige Behandlung.

Differenzierung im diagnostischen Prozess:

- Diagnostische Kriterien: Die Diagnose von ADHS basiert auf dem Vorhandensein von Symptomen in den Bereichen Unaufmerksamkeit, Hyperaktivität und Impulsivität, die über einen längeren Zeitraum bestehen und in verschiedenen Lebensbereichen (z. B. Schule, Arbeit, zu Hause) auftreten. Zwangsstörungen werden hingegen anhand von wiederkehrenden Zwangsgedanken und Zwangshandlungen diagnostiziert, die erhebliche Angst verursachen und das tägliche Leben stark beeinträchtigen.
- Klinische Interviews und Skalen: Die Differenzierung der beiden Störungen erfordert oft den Einsatz spezieller diagnostischer Instrumente, wie z. B. klinische Interviews und validierte Skalen. Der Conners' Adult ADHD Rating Scale

(CAARS) oder der ADHD Rating Scale (ADHD-RS) können verwendet werden, um die Schwere der ADHS-Symptome zu messen. Gleichzeitig kann der Yale-Brown Obsessive Compulsive Scale (Y-BOCS) eingesetzt werden, um die Schwere der Zwangsstörungen zu bewerten.

- Anamnese und Lebensgeschichte: Eine umfassende Anamnese ist entscheidend, um die Entwicklung der Symptome im Laufe der Zeit zu verstehen. Bei ADHS wird oft eine familiäre Vorgeschichte von Hyperaktivität und Impulsivität berichtet, während bei Zwangsstörungen oft eine familiäre Belastung mit Angststörungen oder Depressionen vorliegt. Es ist auch wichtig zu beachten, dass ADHS oft mit Lernschwierigkeiten und akademischen Problemen verbunden ist, während Zwangsstörungen sich stärker auf den emotionalen und sozialen Bereich auswirken.

Die Unterscheidung zwischen Zwangsstörungen und ADHS ist entscheidend, da die Behandlungsansätze unterschiedlich sind. Während ADHS häufig mit Stimulanzien wie Methylphenidat oder Amphetaminen behandelt wird, erfordert die Behandlung von Zwangsstörungen in der Regel eine Kombination aus kognitiver Verhaltenstherapie und medikamentöser Behandlung mit SSRIs. Eine genaue Diagnose ist daher unerlässlich, um sicherzustellen, dass die Betroffenen die geeignete Behandlung erhalten.

5.2. Zwangsstörungen vs. Autismus-Spektrum-Störung

Zwangsstörungen und Autismus-Spektrum-Störungen (ASS) teilen einige ähnliche Merkmale, insbesondere in Bezug auf repetitive Verhaltensweisen und rigide Denkmuster. Dies kann die Differenzierung zwischen den beiden Störungen erschweren, insbesondere bei Menschen, die sowohl Zwangssymptome als auch autistische Züge zeigen.

Typische Verhaltensweisen und ihre Unterschiede:

- Repetitive Verhaltensweisen: Sowohl Menschen mit Zwangsstörungen als auch Menschen mit ASS zeigen oft repetitive Verhaltensweisen. Bei Zwangsstörungen sind diese Verhaltensweisen jedoch in der Regel ritualisiert und werden ausgeführt, um eine bestimmte Angst oder ein bestimmtes Unbehagen zu lindern (z. B. Händewaschen, um die Angst vor Kontamination zu reduzieren). Bei ASS dienen repetitive Verhaltensweisen oft der Selbstregulation, dem sensorischen Vergnügen oder der Aufrechterhaltung von Stabilität und Vorhersehbarkeit in ihrer Umwelt (z. B. das wiederholte Drehen von Objekten oder das gleichmäßige Anordnen von Spielzeug).
- Stereotypien und Zwangshandlungen: Stereotypien sind repetitive Bewegungen oder Lautäußerungen, die bei Menschen mit ASS häufig

vorkommen und keinen spezifischen Zweck verfolgen, außer möglicherweise sensorische Bedürfnisse zu befriedigen oder Stress abzubauen. Zwangshandlungen hingegen sind zielgerichtete Handlungen, die darauf abzielen, eine Angst zu neutralisieren oder ein befürchtetes Ereignis zu verhindern. Zum Beispiel könnte ein Kind mit ASS wiederholt mit den Händen flattern, während ein Kind mit einer Zwangsstörung wiederholt seine Hände wäscht, um sich von einer befürchteten Kontamination zu „reinigen".

Gemeinsame und abweichende kognitive Muster:

- Kognitive Rigidität: Beide Störungen sind durch kognitive Rigidität gekennzeichnet, aber die Art und Weise, wie sich diese Rigidität manifestiert, unterscheidet sich. Menschen mit Zwangsstörungen neigen dazu, an irrationalen Überzeugungen oder Ängsten festzuhalten, die sie durch ritualisierte Handlungen zu bewältigen versuchen. Menschen mit ASS können ebenfalls rigide Denkmuster haben, die jedoch oft auf der Notwendigkeit beruhen, Ordnung und Vorhersehbarkeit in ihrer Umwelt zu wahren, um Angst und Verwirrung zu vermeiden. Diese Rigidität kann sich in einer Vorliebe für Routine, Widerstand gegen Veränderungen und einem eingeschränkten Interessenbereich äußern.

- Theory of Mind und soziale Kognition: Ein wesentlicher Unterschied zwischen Zwangsstörungen und ASS liegt in der sozialen Kognition. Menschen mit ASS haben oft Schwierigkeiten, die Gedanken, Gefühle und Absichten anderer zu verstehen (Theory of Mind), was zu sozialen Missverständnissen und Schwierigkeiten im zwischenmenschlichen Bereich führen kann. Bei Menschen mit Zwangsstörungen ist die soziale Kognition in der Regel intakt, aber sie können sich aufgrund ihrer Zwangssymptome sozial zurückziehen oder sich übermäßig sorgen, was andere über sie denken.

Differentialdiagnostik: Wann liegt eine Zwangsstörung vor?

- Anamnese und Entwicklungsverlauf: Die Entwicklungsanamnese ist ein wichtiger Faktor bei der Unterscheidung zwischen Zwangsstörungen und ASS. ASS zeigt sich oft schon in der frühen Kindheit, typischerweise vor dem dritten Lebensjahr, und umfasst eine breite Palette von Symptomen, einschließlich sozialer Kommunikationsprobleme und eingeschränkter, repetitiver Verhaltensmuster. Zwangsstörungen treten in der Regel später auf, oft in der späten Kindheit oder frühen Jugend, und sind gekennzeichnet durch spezifische, oft neu auftretende Zwangsgedanken und -handlungen.

- Diagnostische Interviews und Beobachtungen: Die Diagnose von ASS erfolgt in der Regel durch umfassende diagnostische Interviews und standardisierte Beobachtungsinstrumente wie den Autism Diagnostic Observation Schedule (ADOS) oder den Autism Diagnostic Interview-Revised (ADI-R). Diese Instrumente helfen, das Vorhandensein von ASS-spezifischen Symptomen wie Defiziten in der sozialen Kommunikation und restriktiven, repetitiven Verhaltensmustern zu bestätigen. Zwangsstörungen werden hingegen typischerweise durch klinische Interviews und spezifische Skalen wie den Y-BOCS diagnostiziert, die das Vorhandensein und die Schwere von Zwangsgedanken und -handlungen bewerten.

Reaktion auf Behandlung

Die Reaktion auf Behandlungsansätze kann ebenfalls Hinweise auf die richtige Diagnose geben. Menschen mit Zwangsstörungen sprechen in der Regel gut auf kognitive Verhaltenstherapie (KVT) an, insbesondere auf Expositionstherapie mit Reaktionsverhinderung (ERP). Menschen mit ASS profitieren oft von strukturierten Bildungsprogrammen, sozialer Unterstützung und Verhaltenstherapie, die auf ihre spezifischen Entwicklungsbedürfnisse zugeschnitten sind. Wenn eine Person mit rigiden, repetitiven Verhaltensweisen nicht auf KVT anspricht, könnte dies ein Hinweis darauf sein, dass ASS vorliegt.

Insgesamt ist es wichtig, dass die Diagnose zwischen Zwangsstörungen und ASS sorgfältig gestellt wird, da beide Störungen unterschiedliche Behandlungsansätze erfordern. Eine genaue Differenzierung ist entscheidend, um sicherzustellen, dass die Betroffenen die Unterstützung erhalten, die sie benötigen, um ihre spezifischen Symptome und Herausforderungen zu bewältigen.

5.3. Zwangsstörungen vs. Depressionen

Zwangsstörungen und Depressionen sind zwei häufig komorbide Störungen, die jedoch in ihrer Natur und ihren Symptomen unterschiedlich sind. Die Unterscheidung zwischen diesen beiden Störungen ist entscheidend, da sie unterschiedliche therapeutische Ansätze erfordern.

Affektive Symptome im Vergleich:

- Stimmungsschwankungen: Depressionen sind durch eine anhaltend gedrückte Stimmung, Anhedonie (Verlust des Interesses oder der Freude an fast allen Aktivitäten) und eine allgemeine Gefühl von Hoffnungslosigkeit gekennzeichnet. Menschen mit Depressionen fühlen sich oft traurig, wertlos und ohne Energie. Bei

Zwangsstörungen sind depressive Symptome oft eine Reaktion auf die Unfähigkeit, Zwangsgedanken zu kontrollieren, und die damit verbundene Belastung. Während Menschen mit Zwangsstörungen auch depressive Episoden erleben können, sind diese oft sekundär zu den Zwangssymptomen.

- Gedankeninhalte: Bei Depressionen sind die Gedanken häufig von Selbstabwertung, Pessimismus und Schuldgefühlen geprägt. Menschen mit Depressionen denken oft darüber nach, wie wertlos sie sind oder wie schlecht die Zukunft ist. Bei Zwangsstörungen drehen sich die Gedanken oft um spezifische Ängste oder Befürchtungen, die irrational erscheinen, wie z. B. die Angst vor Kontamination oder das ständige Überprüfen, ob eine Tür verschlossen ist. Diese Gedanken sind aufdringlich und verursachen erhebliche Angst, während depressive Gedanken mehr durch Hoffnungslosigkeit und Niedergeschlagenheit geprägt sind.

Wechselwirkungen und Komorbiditäten:

- Komorbide Depressionen bei Zwangsstörungen: Es ist nicht ungewöhnlich, dass Menschen mit Zwangsstörungen auch depressive Symptome entwickeln, insbesondere wenn die Zwangssymptome schwerwiegend sind und das tägliche Leben stark beeinträchtigen. Die ständige

Belastung durch Zwangsgedanken und -handlungen kann zu einer tiefen emotionalen Erschöpfung führen, die in eine Depression münden kann. Diese Art von Depression wird oft als „reaktive Depression" bezeichnet, da sie als Reaktion auf die chronische Belastung durch die Zwangsstörung entsteht.
- Beeinflussung der Therapie: Wenn Depressionen und Zwangsstörungen gleichzeitig auftreten, kann dies die Behandlung komplizieren. Zum Beispiel kann die Antriebslosigkeit und Hoffnungslosigkeit, die mit Depressionen einhergeht, es erschweren, sich auf die kognitive Verhaltenstherapie zu konzentrieren, die zur Behandlung von Zwangsstörungen eingesetzt wird. Andererseits können die Zwangsgedanken den Verlauf der Depression verschlimmern, indem sie das Gefühl der Überwältigung und Hoffnungslosigkeit verstärken.

Diagnostische Herausforderungen und Lösungen:

- Abgrenzung der Hauptsymptome: Die Unterscheidung zwischen den Hauptsymptomen von Depressionen und Zwangsstörungen ist entscheidend für eine genaue Diagnose. Während sich Zwangsstörungen auf spezifische Zwangsgedanken und -handlungen konzentrieren, die Angst oder Unbehagen lindern sollen, sind Depressionen eher durch eine allgegenwärtige

negative Stimmung und Anhedonie gekennzeichnet. Es ist wichtig, diese Unterschiede zu erkennen, um die richtige Behandlungsstrategie zu entwickeln.
- Einsatz von diagnostischen Instrumenten: Validierte Fragebögen und klinische Interviews sind nützlich, um die Unterscheidung zwischen Depressionen und Zwangsstörungen zu unterstützen. Der Beck Depression Inventory (BDI) kann verwendet werden, um das Ausmaß der depressiven Symptome zu messen, während der Yale-Brown Obsessive Compulsive Scale (Y-BOCS) dabei hilft, die Schwere der Zwangssymptome zu bewerten. Eine kombinierte Nutzung dieser Instrumente kann eine präzisere Diagnosestellung ermöglichen.
- Therapeutische Ansätze: Wenn beide Störungen gleichzeitig auftreten, kann eine Kombinationstherapie erforderlich sein. Antidepressiva wie SSRIs (Selektive Serotonin-Wiederaufnahmehemmer) werden häufig sowohl bei Depressionen als auch bei Zwangsstörungen eingesetzt und können bei beiden Störungen Linderung verschaffen. Die kognitive Verhaltenstherapie (KVT) sollte jedoch spezifisch auf die Zwangssymptome und die depressive Stimmung ausgerichtet werden, um beide Störungen effektiv zu behandeln.

Insgesamt ist es wichtig, dass Depressionen und Zwangsstörungen sorgfältig diagnostiziert und behandelt werden, da sie häufig miteinander verbunden sind und sich gegenseitig beeinflussen können. Eine umfassende Behandlungsstrategie, die beide Störungen berücksichtigt, ist entscheidend, um eine wirksame Linderung der Symptome zu erreichen und die Lebensqualität der Betroffenen zu verbessern.

5.4. Zwangsstörungen vs. Bipolare Störung

Zwangsstörungen und Bipolare Störungen sind zwei psychische Erkrankungen, die manchmal schwer voneinander zu unterscheiden sind, insbesondere wenn Zwangsgedanken und -handlungen in Phasen auftreten, die mit der Bipolaren Störung assoziiert sind. Die Abgrenzung zwischen diesen beiden Störungen ist entscheidend, da sie unterschiedliche Behandlungsmethoden erfordern.

Manische und depressive Phasen: Abgrenzung zu Zwangssymptomen:

- Manische Phasen: Bei der Bipolaren Störung wechseln sich manische oder hypomanische Phasen mit depressiven Phasen ab. In einer manischen Phase können Betroffene ein übersteigertes Selbstwertgefühl, vermindertes Schlafbedürfnis, gesteigerte Aktivität und risikoreiches Verhalten zeigen. Diese Symptomatik unterscheidet sich deutlich von Zwangsstörungen, bei denen keine Episoden von Euphorie oder übermäßiger Energie vorkommen. In manischen Phasen können Betroffene jedoch zwanghaftes Verhalten zeigen, das eher durch Impulsivität und ein erhöhtes Risikoverhalten als durch Angst oder das Bedürfnis nach Kontrolle motiviert ist.

- Depressive Phasen: Während der depressiven Phasen einer Bipolaren Störung können die Symptome denen einer unipolaren Depression ähneln, einschließlich tiefer Traurigkeit, Anhedonie und Antriebslosigkeit. Zwangsstörungen können in diesen Phasen durch eine Verschlechterung der Zwangsgedanken und -handlungen gekennzeichnet sein, da die emotionale Belastung zunimmt. Der Unterschied besteht jedoch darin, dass die Zwangssymptome spezifisch auf die Abwehr von Ängsten und Sorgen gerichtet sind, während die Depression eher durch allgemeine Hoffnungslosigkeit und Verzweiflung gekennzeichnet ist.

Komorbide Erscheinungsformen:

- Koexistenz von Zwangsstörungen und Bipolaren Störungen: In einigen Fällen können Zwangsstörungen und Bipolare Störungen gleichzeitig auftreten. Dies wird als komorbide Erkrankung bezeichnet und erfordert besondere

Aufmerksamkeit, da sich die beiden Störungen gegenseitig beeinflussen können. Zum Beispiel können Zwangssymptome während einer manischen Phase zunehmen, wenn die Betroffenen versuchen, ihre übermäßige Energie und Impulsivität durch ritualisierte Handlungen zu kontrollieren. Ebenso können die depressiven Phasen einer Bipolaren Störung die Zwangsgedanken und -handlungen verschlimmern, da das Gefühl der Hoffnungslosigkeit zunimmt.
- Differenzierung der Symptome: Bei komorbiden Fällen ist es wichtig, die Symptome der beiden Störungen klar zu differenzieren. Die manischen und depressiven Episoden der Bipolaren Störung sollten anhand der klassischen Kriterien wie Stimmungsschwankungen, Aktivitätsniveau und Schlafmuster diagnostiziert werden. Zwangssymptome sollten separat bewertet werden, um festzustellen, ob sie auf eine unabhängige Zwangsstörung hinweisen oder ob sie im Kontext der bipolaren Episoden auftreten.

Diagnostische Differenzierung und Therapieansätze:

- Diagnostische Kriterien: Die Diagnose einer Bipolaren Störung basiert auf der Identifizierung von mindestens einer manischen oder hypomanischen Episode, die sich von depressiven Episoden abwechselt. Zwangsstörungen werden hingegen durch das Vorhandensein wiederkehrender Zwangsgedanken und -handlungen diagnostiziert, die erhebliche Angst verursachen und das tägliche Leben stark beeinträchtigen. Es ist wichtig, dass Kliniker die Möglichkeit einer komorbiden Störung in Betracht ziehen und beide Störungen getrennt diagnostizieren.

- Behandlung: Die Behandlung der Bipolaren Störung erfordert in der Regel die Verwendung von Stimmungsstabilisatoren wie Lithium oder Antikonvulsiva sowie Antipsychotika, um manische Episoden zu kontrollieren. Wenn Zwangsstörungen komorbid auftreten, können SSRIs eingesetzt werden, um die Zwangssymptome zu lindern. Eine Kombinationstherapie, die sowohl pharmakologische als auch psychotherapeutische Ansätze umfasst, ist oft notwendig, um beide Störungen effektiv zu behandeln. Die kognitive Verhaltenstherapie (KVT) kann besonders nützlich sein, um die Zwangssymptome zu reduzieren, während psychotherapeutische Interventionen, die auf die Regulierung der Stimmung abzielen, zur Behandlung der Bipolaren Störung eingesetzt werden.

Insgesamt erfordert die Differenzierung und Behandlung von Zwangsstörungen und Bipolaren Störungen eine sorgfältige klinische Bewertung, um sicherzustellen, dass beide Störungen richtig diagnostiziert und behandelt werden. Eine umfassende, integrative Therapie ist oft der Schlüssel zum Erfolg, um die Lebensqualität der Betroffenen zu verbessern und Rückfälle zu verhindern.

5.5. Zwangsstörungen vs. Angststörungen

Zwangsstörungen und Angststörungen sind eng verwandte psychische Störungen, die oft ähnliche Symptome aufweisen. Beide sind durch intensive Angst gekennzeichnet, jedoch unterscheiden sich die Natur der Angst und die damit verbundenen Verhaltensweisen, was eine Differenzierung erforderlich macht.

Angst als gemeinsamer Nenner?

- Rolle der Angst bei Zwangsstörungen: Bei Zwangsstörungen ist die Angst oft spezifisch auf die Inhalte der Zwangsgedanken ausgerichtet. Diese Gedanken können irrationale Ängste vor Kontamination, Verletzung anderer oder dem Vergessen einer wichtigen Aufgabe umfassen. Die Angst ist unmittelbar mit den Zwangsgedanken und den anschließenden Zwangshandlungen verbunden, die darauf abzielen, das befürchtete Szenario zu verhindern oder die Angst zu lindern.
- Angststörungen und diffuse Ängste: Angststörungen, wie die generalisierte Angststörung (GAD) oder Panikstörungen, sind durch breit angelegte, oft ungerichtete Angst gekennzeichnet.

Bei der GAD beispielsweise erleben Betroffene eine chronische, übermäßige Sorge über eine Vielzahl von alltäglichen Ereignissen, die nicht durch spezifische Zwangsgedanken ausgelöst wird. Die Angst ist diffus und kann auf zahlreiche Aspekte des Lebens ausgedehnt werden, ohne dass sie durch spezifische Handlungen oder Rituale gemildert wird.

Spezifische Unterschiede in der Symptomatik:

- Ritualisierte Handlungen vs. Vermeidungsverhalten: Ein entscheidender Unterschied zwischen Zwangsstörungen und Angststörungen liegt in der Art der Verhaltensweisen, die zur Bewältigung der Angst eingesetzt werden. Bei Zwangsstörungen stehen ritualisierte, zwanghafte Handlungen im Vordergrund, die das Gefühl von Kontrolle und Sicherheit wiederherstellen sollen. Bei Angststörungen hingegen neigen Betroffene dazu, angstauslösende Situationen zu vermeiden, ohne spezifische Rituale auszuführen. Zum Beispiel könnte jemand mit einer sozialen Angststörung soziale Interaktionen meiden, während jemand mit Zwangsstörungen ritualisierte Handlungen wie wiederholtes Händewaschen ausführt, um die Angst zu lindern.
- Intrusivität der Gedanken: Bei Zwangsstörungen sind die Zwangsgedanken typischerweise intrusiv und aufdringlich, sie drängen sich

ungewollt in das Bewusstsein der Betroffenen und verursachen erhebliches Unbehagen. Diese Gedanken sind oft fremd und stehen im Widerspruch zu den eigenen Überzeugungen. Bei Angststörungen sind die Sorgen und Gedanken hingegen weniger aufdringlich und erscheinen oft als realistischere Befürchtungen, die im Kontext des Alltagslebens bestehen.

Diagnostische Kriterien und Abgrenzung:

- DSM-5 und ICD-10 Kriterien: Die diagnostischen Kriterien für Zwangsstörungen und Angststörungen sind im DSM-5 und ICD-10 klar definiert und unterscheiden sich in Bezug auf die Art und den Fokus der Angst sowie die begleitenden Verhaltensweisen. Zwangsstörungen werden durch das Vorhandensein von Zwangsgedanken und -handlungen diagnostiziert, die erhebliche Angst verursachen und die tägliche Funktion beeinträchtigen. Angststörungen hingegen werden durch anhaltende, übermäßige Angst und Sorge diagnostiziert, die nicht mit spezifischen Zwangsgedanken verbunden ist.
- Klinische Interviews und Tests: Klinische Interviews und spezifische Fragebögen, wie der Generalized Anxiety Disorder 7 (GAD-7) für die generalisierte Angststörung und der Yale-Brown Obsessive Compulsive Scale (Y-BOCS) für Zwangsstörungen, können helfen, die Störungen

voneinander zu unterscheiden. Diese Instrumente erfassen die Art der Angst und die damit verbundenen Verhaltensweisen und können dabei unterstützen, eine genaue Diagnose zu stellen.
- Verlauf und Response auf Therapie: Ein weiteres Unterscheidungsmerkmal ist die Reaktion auf therapeutische Interventionen. Während kognitive Verhaltenstherapie (KVT) bei beiden Störungen effektiv sein kann, konzentriert sich die Behandlung bei Zwangsstörungen oft auf Exposition und Reaktionsverhinderung (ERP), um die Zwangshandlungen zu reduzieren. Bei Angststörungen liegt der Fokus häufig auf der Bewältigung von Sorgen durch kognitive Umstrukturierung und der Verbesserung der Bewältigungsstrategien.

Die Differenzierung zwischen Zwangsstörungen und Angststörungen ist entscheidend für die Auswahl der richtigen therapeutischen Ansätze. Während beide Störungen intensive Angst verursachen, unterscheiden sie sich in der Art der Angst, den begleitenden Verhaltensweisen und der Behandlung. Eine genaue Diagnose ist entscheidend, um den Betroffenen die bestmögliche Unterstützung zu bieten.

5.6. Zwangsstörungen vs. Schlafstörungen

Schlafstörungen können sowohl ein Symptom als auch eine Folge von Zwangsstörungen sein, was die Unterscheidung zwischen primären Schlafstörungen und schlafbezogenen Symptomen bei Zwangsstörungen zu einer diagnostischen Herausforderung macht.

Zusammenhang zwischen Schlaf und Zwangssymptomen:

- Schlafstörungen als Folge von Zwangsstörungen: Menschen mit Zwangsstörungen berichten häufig von Schwierigkeiten beim Einschlafen oder Durchschlafen, die durch die ständige Präsenz von Zwangsgedanken verursacht werden. Die Betroffenen können stundenlang wach liegen, weil sie sich Sorgen machen oder Zwangshandlungen ausführen, die sie nicht unterbrechen können. Diese Schlafstörungen können die Symptome der Zwangsstörung verschlimmern, da Schlafmangel die Fähigkeit des Gehirns beeinträchtigt, Emotionen zu regulieren und rationale Entscheidungen zu treffen.
- Einfluss von Schlaf auf Zwangssymptome: Schlafmangel kann Zwangssymptome verschlimmern, da er das allgemeine Angstniveau erhöht und die kognitiven Fähigkeiten beeinträchtigt. Menschen, die nicht ausreichend schlafen, neigen dazu, weniger in der Lage zu sein,

intrusive Gedanken zu kontrollieren, was zu einer Zunahme der Zwangshandlungen führt. Schlafmangel kann auch das Risiko für das Auftreten von Zwangsgedanken erhöhen, da das Gehirn in einem erschöpften Zustand anfälliger für aufdringliche Gedanken ist.

Schlafprobleme als Folge oder Symptom?

- Primäre Schlafstörungen: Schlafstörungen wie Insomnie, Schlafapnoe oder Restless-Legs-Syndrom (RLS) können unabhängig von Zwangsstörungen auftreten. Diese Störungen haben spezifische Symptome und Ursachen, die nicht direkt mit Zwangsgedanken oder -handlungen zusammenhängen. Zum Beispiel ist Insomnie oft durch Stress, Depression oder eine schlechte Schlafhygiene bedingt, während Schlafapnoe durch Atemprobleme während des Schlafs verursacht wird. Diese primären Schlafstörungen können jedoch auch Zwangssymptome verstärken, wenn sie den Schlaf stören und das allgemeine Angstniveau erhöhen.
- Schlafstörungen durch Zwangssymptome: Schlafstörungen bei Menschen mit Zwangsstörungen sind oft eine direkte Folge der Zwangsgedanken und -handlungen. Diese Schlafprobleme sind in der Regel sekundär zu den Zwangssymptomen und verbessern sich, wenn die Zwangsstörung behandelt wird. Zum Beispiel

kann jemand, der vor dem Schlafengehen stundenlang Zwangshandlungen ausführt, Schwierigkeiten haben, genügend Schlaf zu bekommen, was zu Tagesmüdigkeit und einer Verschlechterung der Zwangssymptome führt.

Differenzialdiagnose und Behandlungsansätze:

- Diagnostische Kriterien: Die Unterscheidung zwischen primären Schlafstörungen und schlafbezogenen Symptomen bei Zwangsstörungen erfordert eine sorgfältige Anamnese und Diagnose. Primäre Schlafstörungen haben in der Regel spezifische diagnostische Kriterien, die im DSM-5 und ICD-10 beschrieben sind. Zwangsbedingte Schlafstörungen sollten als sekundäre Schlafprobleme betrachtet werden, die durch die zugrunde liegende Zwangsstörung verursacht werden.
- Polysomnographie und Schlafstudien: Bei Verdacht auf eine primäre Schlafstörung kann eine Polysomnographie (Schlafstudie) durchgeführt werden, um die Schlafmuster zu analysieren und Störungen wie Schlafapnoe oder Restless-Legs-Syndrom zu diagnostizieren. Diese Studien können helfen, primäre Schlafstörungen zu identifizieren, die möglicherweise behandelt werden müssen, bevor die Zwangssymptome gelindert werden können.

- Kombinierte Behandlungsansätze: Wenn Schlafstörungen sekundär zu Zwangsstörungen auftreten, sollte die Behandlung auf die Reduzierung der Zangssymptome abzielen. Eine kognitive Verhaltenstherapie (KVT) kann helfen, Zwangsgedanken und -handlungen zu reduzieren und dadurch den Schlaf zu verbessern. Bei primären Schlafstörungen können spezifische Interventionen wie Schlafhygienetraining, medikamentöse Behandlungen oder die Behandlung von Schlafapnoe notwendig sein.

Insgesamt ist es wichtig, Schlafstörungen und Zwangssymptome als potenziell verbundene Probleme zu betrachten, die einer kombinierten diagnostischen und therapeutischen Herangehensweise bedürfen. Eine genaue Diagnose und eine maßgeschneiderte Behandlung können dazu beitragen, sowohl die Schlafqualität als auch die Zwangssymptome zu verbessern, was zu einer besseren allgemeinen Lebensqualität führt.

6. Therapie und Behandlung von Zwangsstörungen

6.1. Psychotherapie: Ansätze und Techniken

Psychotherapie ist eine zentrale Behandlungsform für Zwangsstörungen und hat sich als äußerst effektiv erwiesen, insbesondere in Form der kognitiven Verhaltenstherapie (KVT). Dieser Abschnitt untersucht die verschiedenen psychotherapeutischen Ansätze, die zur Behandlung von Zwangsstörungen eingesetzt werden, und beschreibt detailliert die Techniken, die innerhalb dieser Ansätze angewendet werden.

Kognitive Verhaltenstherapie (KVT):

- Exposition mit Reaktionsverhinderung (ERP): Dies ist die am häufigsten verwendete Technik innerhalb der KVT zur Behandlung von Zwangsstörungen. Bei der Exposition mit Reaktionsverhinderung werden Betroffene bewusst mit den Auslösern ihrer Zwangsgedanken konfrontiert, ohne dass sie ihre üblichen Zwangshandlungen ausführen dürfen. Zum Beispiel könnte jemand, der unter einem Reinigungszwang leidet, aufgefordert werden, eine kontaminierte Oberfläche zu berühren und anschließend darauf zu verzichten, sich die Hände zu waschen. Das Ziel dieser Technik ist es, den Betroffenen zu helfen, zu lernen, dass die befürchteten Konsequenzen nicht eintreten, selbst wenn sie ihre Zwangshandlungen nicht ausführen. Dies führt zu einer allmählichen Desensibilisierung gegenüber den Auslösern und einer Reduktion der Zwangssymptome.

- Kognitive Umstrukturierung: Diese Technik zielt darauf ab, die zugrunde liegenden Überzeugungen und Gedankenmuster zu identifizieren, die die Zwangssymptome aufrechterhalten. Bei der kognitiven Umstrukturierung arbeiten Therapeut und Patient zusammen, um irrationale und verzerrte Gedanken zu identifizieren und durch realistischere und funktionale Gedanken zu ersetzen. Zum Beispiel könnte ein Patient, der glaubt, dass er durch seine Gedanken Schaden anrichten kann, lernen, diese Gedanken als unwichtig und irrelevant zu betrachten, was die Intensität der Zwangssymptome verringert.
- Achtsamkeitsbasierte KVT: Achtsamkeitsbasierte Ansätze kombinieren traditionelle KVT-Techniken mit Achtsamkeitsübungen. Achtsamkeit hilft den Betroffenen, ihre Gedanken und Gefühle ohne Urteil wahrzunehmen und zu akzeptieren, was die emotionale Reaktivität gegenüber Zwangsgedanken reduzieren kann. Diese Ansätze ermutigen die Betroffenen, ihre Zwangsgedanken als „nur Gedanken" zu erkennen und nicht darauf reagieren zu müssen, was

zu einer Reduktion der Zwangshandlungen führt.

Psychoedukation:

- Verständnis der Störung: Psychoedukation ist ein wesentlicher Bestandteil der Behandlung von Zwangsstörungen. Sie umfasst die Aufklärung der Betroffenen über die Natur ihrer Störung, einschließlich der Ursachen, der Symptome und der Funktionsweise der Behandlung. Das Ziel ist es, den Betroffenen zu helfen, ein besseres Verständnis für ihre Störung zu entwickeln, wodurch sie ihre Symptome besser kontrollieren und mit ihnen umgehen können.
- Einbeziehung von Familienmitgliedern: Oftmals werden auch Familienmitglieder in die Psychoedukation einbezogen, um ihnen zu helfen, die Störung ihres Angehörigen zu verstehen und zu lernen, wie sie unterstützend agieren können. Familienmitglieder spielen eine wichtige Rolle im Behandlungsprozess, insbesondere wenn sie lernen, wie sie vermeiden können, die Zwangshandlungen des Betroffenen zu verstärken.

Tiefenpsychologisch fundierte Therapie:

- Fokus auf unbewusste Konflikte: Während die kognitive Verhaltenstherapie der Goldstandard bei der Behandlung von Zwangsstörungen ist, bietet die tiefenpsychologisch fundierte Therapie einen anderen Ansatz. Dieser Ansatz konzentriert sich auf die Erforschung unbewusster Konflikte und vergangener Erfahrungen, die zur Entwicklung von Zwangssymptomen beigetragen haben könnten. Die Therapie zielt darauf ab, diese unbewussten Konflikte ins Bewusstsein zu bringen und zu verarbeiten, um die psychischen Mechanismen zu verändern, die die Zwangssymptome aufrechterhalten.

- Arbeit an der Selbstwahrnehmung: Die tiefenpsychologisch fundierte Therapie betont auch die Bedeutung der Selbstwahrnehmung und der Entwicklung eines stabileren Selbstwertgefühls. Viele Menschen mit Zwangsstörungen haben tief verwurzelte Zweifel an ihrer eigenen Wertigkeit oder ihrer Fähigkeit, Kontrolle über ihr Leben zu haben. Durch die Arbeit an diesen Themen kann die Therapie helfen, die Notwendigkeit von Zwangshandlungen zu reduzieren.

Akzeptanz- und Commitment-Therapie (ACT):

- Akzeptanz von Gedanken und Gefühlen: Die Akzeptanz- und Commitment-Therapie (ACT) ist ein weiterer moderner Ansatz, der sich auf die Akzeptanz von Gedanken und Gefühlen konzentriert, anstatt zu versuchen, sie zu kontrollieren oder zu verändern. Bei der ACT lernen die Betroffenen, ihre Zwangsgedanken und -gefühle

zu akzeptieren, ohne ihnen zu viel Bedeutung beizumessen oder zwanghaft darauf zu reagieren. Dies kann zu einer Verringerung der Zwangssymptome führen, da die Betroffenen nicht mehr das Bedürfnis verspüren, ihre Gedanken zu kontrollieren.
- Wertebasierte Handlungen: Ein weiterer wichtiger Aspekt der ACT ist die Fokussierung auf wertebasierte Handlungen. Die Therapie ermutigt die Betroffenen, sich auf das zu konzentrieren, was ihnen im Leben wirklich wichtig ist, und Maßnahmen zu ergreifen, die mit diesen Werten übereinstimmen, anstatt ihre Energie auf die Kontrolle von Zwangsgedanken und -handlungen zu verwenden.

Die Psychotherapie bietet eine Vielzahl von Ansätzen und Techniken, die bei der Behandlung von Zwangsstörungen effektiv sein können. Es ist wichtig, dass die Therapie auf die individuellen Bedürfnisse des Betroffenen zugeschnitten ist, um die bestmöglichen Ergebnisse zu erzielen. Die Kombination von Exposition mit Reaktionsverhinderung, kognitiver Umstrukturierung und anderen therapeutischen Techniken kann dabei helfen, die Kontrolle über die Zwangssymptome zurückzugewinnen und die Lebensqualität zu verbessern.

6.2. Medikamentöse Behandlungsmöglichkeiten

Medikamente spielen eine wichtige Rolle in der Behandlung von Zwangsstörungen, insbesondere in Kombination mit Psychotherapie. Sie können helfen, die Intensität der Zwangssymptome zu reduzieren und die Therapie effektiver zu machen. In diesem Abschnitt werden die verschiedenen medikamentösen Optionen zur Behandlung von Zwangsstörungen detailliert beschrieben.

Selektive Serotonin-Wiederaufnahmehemmer (SSRIs):

- Wirkungsweise: SSRIs sind die am häufigsten verschriebene Klasse von Antidepressiva zur Behandlung von Zwangsstörungen. Sie wirken, indem sie die Wiederaufnahme von Serotonin im Gehirn blockieren, wodurch die Verfügbarkeit dieses Neurotransmitters erhöht wird. Serotonin spielt eine wichtige Rolle bei der Regulierung von Stimmung, Angst und Zwangsgedanken. Durch die Erhöhung des Serotoninspiegels können SSRIs dazu beitragen, die Intensität der Zwangssymptome zu reduzieren.
- Gängige SSRIs: Zu den häufig verschriebenen SSRIs gehören Fluoxetin, Sertralin, Paroxetin, Citalopram und Escitalopram. Diese Medikamente haben sich als wirksam bei der Behandlung von Zwangsstörungen erwiesen und werden oft als Erstlinientherapie eingesetzt.

- Dosierung und Wirksamkeit: Bei der Behandlung von Zwangsstörungen ist oft eine höhere Dosierung erforderlich als bei der Behandlung von Depressionen. Die Dosierung wird schrittweise erhöht, bis eine therapeutische Wirkung erzielt wird. Es kann mehrere Wochen dauern, bis die volle Wirkung der SSRIs spürbar wird. Etwa 40-60% der Patienten sprechen auf die Behandlung mit SSRIs an, wobei eine signifikante Reduktion der Zwangssymptome erreicht werden kann.
- Nebenwirkungen: Wie alle Medikamente können SSRIs Nebenwirkungen haben. Häufige Nebenwirkungen sind Übelkeit, Schlaflosigkeit, Kopfschmerzen, sexuelle Funktionsstörungen und Gewichtszunahme. In der Regel sind diese Nebenwirkungen mild und vorübergehend, aber in einigen Fällen können sie anhaltend sein und eine Anpassung der Medikation erfordern.

Trizyklische Antidepressiva (TCAs):

- Clomipramin: Clomipramin ist ein trizyklisches Antidepressivum, das sich ebenfalls als wirksam bei der Behandlung von Zwangsstörungen erwiesen hat. Es wirkt ähnlich wie SSRIs, indem es die Wiederaufnahme von Serotonin hemmt, hat aber auch eine Wirkung auf Noradrenalin. Clomipramin war das erste Medikament, das spezifisch zur Behandlung von

Zwangsstörungen zugelassen wurde, und bleibt eine Option, insbesondere wenn SSRIs nicht wirksam sind.
- Nebenwirkungen von TCAs: Trizyklische Antidepressiva haben eine breitere Palette von Nebenwirkungen im Vergleich zu SSRIs. Dazu gehören Mundtrockenheit, Verstopfung, verschwommenes Sehen, Gewichtszunahme und in einigen Fällen kardiovaskuläre Effekte wie Tachykardie. Aufgrund dieser Nebenwirkungen wird Clomipramin oft erst eingesetzt, wenn SSRIs nicht ausreichend wirksam waren.

Antipsychotika:

- Augmentationstherapie: In Fällen, in denen SSRIs allein nicht ausreichend wirksam sind, können niedrig dosierte Antipsychotika als Augmentationstherapie hinzugefügt werden. Antipsychotika wirken auf das dopaminerge System und können helfen, die Wirkung von SSRIs zu verstärken, insbesondere bei Patienten, die nicht vollständig auf die Behandlung ansprechen.
- Gängige Antipsychotika: Zu den häufig verwendeten Antipsychotika zur Augmentation bei Zwangsstörungen gehören Risperidon, Aripiprazol und Quetiapin. Diese Medikamente haben sich als wirksam bei der Reduktion von

Zwangssymptomen erwiesen, wenn sie zusammen mit SSRIs eingenommen werden.
- Nebenwirkungen von Antipsychotika: Antipsychotika können eine Reihe von Nebenwirkungen verursachen, darunter Gewichtszunahme, Sedierung, extrapyramidale Symptome (z. B. Zittern, Steifheit) und metabolische Veränderungen wie erhöhtes Risiko für Diabetes. Die Entscheidung, Antipsychotika zu verwenden, sollte sorgfältig abgewogen werden, und die Patienten sollten engmaschig überwacht werden.

Benzodiazepine:

- Kurzfristige Anwendung: Benzodiazepine wie Diazepam, Lorazepam oder Clonazepam werden manchmal zur kurzfristigen Linderung von akuter Angst eingesetzt, die mit Zwangsstörungen verbunden ist. Diese Medikamente wirken schnell, indem sie die Aktivität des Neurotransmitters GABA erhöhen, was eine beruhigende Wirkung hat. Benzodiazepine sind jedoch nicht für die Langzeitbehandlung von Zwangsstörungen geeignet, da sie ein hohes Potenzial für Abhängigkeit und Toleranzentwicklung haben.
- Nebenwirkungen von Benzodiazepinen: Neben der Gefahr der Abhängigkeit können Benzodiazepine auch zu Schläfrigkeit, Konzentrationsproblemen und Koordinationsstörungen führen. Ihre Verwendung sollte daher auf akute

Krisensituationen beschränkt und unter ärztlicher Aufsicht erfolgen.

Individuelle Anpassung der Medikation:

- Personalisierte Therapieansätze: Nicht alle Patienten sprechen auf dieselben Medikamente an, und es kann erforderlich sein, verschiedene Medikationstypen auszuprobieren, um die effektivste Behandlung zu finden. Die genetische Prädisposition, die Krankengeschichte und mögliche Nebenwirkungen spielen eine Rolle bei der Auswahl der Medikation.
- Kombinationstherapien: In vielen Fällen kann eine Kombination von Medikamenten erforderlich sein, um die Zwangssymptome effektiv zu behandeln. Dies kann die Kombination von SSRIs mit einem Antipsychotikum oder einem TCA beinhalten. Eine enge Zusammenarbeit mit einem Facharzt ist entscheidend, um die optimale Medikamentenkombination und Dosierung zu finden.

Langfristige Perspektive:

- Dauer der medikamentösen Behandlung: Zwangsstörungen sind oft chronische Erkrankungen, und die medikamentöse Behandlung kann langfristig erforderlich sein. Patienten, die gut auf Medikamente ansprechen, können diese

über mehrere Jahre hinweg einnehmen, um Rückfälle zu verhindern. Ein plötzlicher Abbruch der Medikation kann zu einem Wiederauftreten der Symptome führen, daher sollte das Absetzen der Medikamente immer schrittweise und unter ärztlicher Aufsicht erfolgen.
- Überwachung und Anpassung: Die medikamentöse Therapie sollte regelmäßig überprüft und angepasst werden, basierend auf der Wirksamkeit und den Nebenwirkungen. Es ist wichtig, dass die Patienten in den Entscheidungsprozess einbezogen werden und über die Vor- und Nachteile der verschiedenen Behandlungsoptionen informiert sind.

Insgesamt ist die medikamentöse Behandlung ein zentraler Bestandteil der Therapie von Zwangsstörungen. In Kombination mit Psychotherapie kann sie dazu beitragen, die Symptome zu lindern und den Betroffenen zu helfen, ein normales Leben zu führen. Eine individuell angepasste Medikation, die sorgfältig überwacht wird, ist der Schlüssel zu einer erfolgreichen Behandlung.

6.3. Multimodale Ansätze: Kombinationen von Therapieformen

Multimodale Ansätze zur Behandlung von Zwangsstörungen kombinieren verschiedene Therapieformen, um eine umfassende und personalisierte Behandlung zu gewährleisten. Dieser Ansatz berücksichtigt die

Komplexität der Störung und zielt darauf ab, sowohl die psychischen als auch die körperlichen Aspekte der Erkrankung zu behandeln.

Kombination von Psychotherapie und medikamentöser Behandlung:

- Synergieeffekte: Die Kombination von Psychotherapie, insbesondere der kognitiven Verhaltenstherapie (KVT), mit medikamentöser Behandlung (z. B. SSRIs) hat sich als besonders wirksam bei der Behandlung von Zwangsstörungen erwiesen. Während die Medikamente helfen, die Intensität der Zwangsgedanken und -handlungen zu reduzieren, ermöglicht die KVT den Betroffenen, Strategien zu entwickeln, um mit ihren Symptomen umzugehen und sie langfristig zu bewältigen.
- Indikationsabhängige Kombination: Die Entscheidung, welche Therapien kombiniert werden sollen, hängt von der Schwere der Zwangsstörung, dem Ansprechen auf einzelne Therapien und der Präferenz des Patienten ab. Bei schwereren Fällen kann die Kombination von SSRIs und KVT notwendig sein, während bei leichteren Fällen KVT allein ausreichend sein kann.
- Erweiterte psychotherapeutische Ansätze: Neben KVT können auch andere therapeutische Ansätze wie die Akzeptanz- und Commitment-

Therapie (ACT) oder tiefenpsychologisch fundierte Therapie in den multimodalen Ansatz integriert werden. Diese Ansätze bieten alternative Perspektiven und Techniken, die je nach den spezifischen Bedürfnissen des Patienten eingesetzt werden können.

Integration alternativer und komplementärer Methoden:

- Achtsamkeit und Meditation: Achtsamkeitsbasierte Ansätze wie die achtsamkeitsbasierte Stressreduktion (MBSR) und achtsamkeitsbasierte kognitive Therapie (MBCT) können als ergänzende Therapien eingesetzt werden. Diese Methoden helfen den Betroffenen, eine nicht-urteilende Haltung gegenüber ihren Zwangsgedanken und -gefühlen zu entwickeln, was zu einer Verringerung der Zwangssymptome führen kann.
- Biofeedback und Neurofeedback: Biofeedback und Neurofeedback sind technikbasierte Ansätze, die den Betroffenen helfen, ihre physiologischen Reaktionen zu überwachen und zu kontrollieren. Diese Methoden können insbesondere bei der Behandlung von Stress und Angst, die mit Zwangsstörungen einhergehen, hilfreich sein. Neurofeedback, das auf die Regulation der Hirnwellenaktivität abzielt, kann auch bei der

Reduzierung von Zwangsgedanken und -handlungen unterstützend wirken.
- Ernährung und Bewegung: Die Rolle von Ernährung und Bewegung in der Behandlung von Zwangsstörungen wird zunehmend erkannt. Eine ausgewogene Ernährung, die reich an Nährstoffen wie Omega-3-Fettsäuren, Magnesium und Vitamin D ist, kann die Stimmung stabilisieren und die Wirksamkeit von Medikamenten unterstützen. Regelmäßige Bewegung, insbesondere aerobe Aktivitäten wie Laufen oder Schwimmen, hat nachweislich positive Effekte auf die psychische Gesundheit und kann die Symptome von Zwangsstörungen verringern.

Koordination von multidisziplinären Teams:

- Zusammenarbeit von Fachleuten: Ein multimodaler Ansatz erfordert die enge Zusammenarbeit eines multidisziplinären Teams, das Psychotherapeuten, Psychiater, Hausärzte, Ernährungsberater und andere Gesundheitsexperten umfasst. Diese Fachleute müssen ihre Bemühungen koordinieren, um sicherzustellen, dass der Behandlungsplan auf die individuellen Bedürfnisse des Patienten abgestimmt ist.
- Regelmäßige Überprüfung und Anpassung: Die Behandlung von Zwangsstörungen ist oft ein dynamischer Prozess, der regelmäßige Überprüfungen und Anpassungen erfordert.

Multimodale Ansätze ermöglichen es, die Therapie flexibel anzupassen, basierend auf den Fortschritten des Patienten, dem Auftreten von Nebenwirkungen oder neuen Erkenntnissen über die Wirksamkeit bestimmter Interventionen.

Langfristige Bewältigungsstrategien:

- Prävention von Rückfällen: Multimodale Ansätze betonen auch die Bedeutung der Rückfallprävention. Dies umfasst nicht nur die Fortsetzung der Medikation und Psychotherapie, sondern auch die Schulung des Patienten in der Anwendung von Bewältigungsstrategien im Alltag. Achtsamkeitsübungen, regelmäßige Bewegung und eine ausgewogene Ernährung sind entscheidende Elemente, um Rückfälle zu vermeiden.
- Förderung der Selbstfürsorge: Ein wesentlicher Bestandteil multimodaler Ansätze ist die Förderung der Selbstfürsorge. Patienten werden ermutigt, sich aktiv an ihrer Genesung zu beteiligen, indem sie Selbsthilfegruppen besuchen, sich über ihre Störung informieren und proaktive Maßnahmen ergreifen, um ihre psychische Gesundheit zu fördern.

Multimodale Ansätze bieten eine umfassende, integrierte Behandlung von Zwangsstörungen, die auf die individuellen Bedürfnisse des Patienten zugeschnitten ist. Durch die Kombination verschiedener Therapien und die Zusammenarbeit eines multidisziplinären Teams kann eine effektivere und nachhaltigere Behandlung erreicht werden.

6.4. Selbsthilfe und alternative Behandlungsmethoden

Selbsthilfe und alternative Behandlungsmethoden können eine wertvolle Ergänzung zur konventionellen Therapie von Zwangsstörungen darstellen. Diese Ansätze bieten den Betroffenen zusätzliche Werkzeuge und Strategien, um ihre Symptome zu bewältigen und ihre Lebensqualität zu verbessern.

Selbsthilfegruppen:

- Gemeinschaftliche Unterstützung: Selbsthilfegruppen bieten Betroffenen die Möglichkeit, sich mit anderen Menschen auszutauschen, die ähnliche Erfahrungen machen. Der Austausch in einer unterstützenden Gemeinschaft kann das Gefühl der Isolation verringern und Hoffnung geben. In Selbsthilfegruppen teilen die Mitglieder ihre Erfahrungen, diskutieren Bewältigungsstrategien und bieten einander emotionale Unterstützung.
- Ressourcen und Informationen: Selbsthilfegruppen sind oft auch eine Quelle für nützliche Informationen und Ressourcen, wie z. B.

Empfehlungen für Therapeuten, Bücher und Artikel über Zwangsstörungen oder Techniken zur Bewältigung von Symptomen. Diese Gruppen können den Betroffenen helfen, sich besser über ihre Störung zu informieren und sich aktiv an ihrer Genesung zu beteiligen.

Achtsamkeit und Meditation:

- Stressbewältigung: Achtsamkeits- und Meditationspraktiken können eine effektive Methode zur Stressbewältigung und zur Reduktion von Zwangssymptomen sein. Achtsamkeit hilft den Betroffenen, ihre Gedanken und Gefühle ohne Urteil zu beobachten und zu akzeptieren, was zu einer Verringerung der emotionalen Reaktivität gegenüber Zwangsgedanken führen kann. Regelmäßige Meditationspraxis kann dazu beitragen, das allgemeine Angstniveau zu senken und die Fähigkeit zu verbessern, mit Zwangsgedanken umzugehen.
- Achtsamkeitsbasierte Stressreduktion (MBSR): Das MBSR-Programm, das aus achtsamen Körperübungen, Meditation und Achtsamkeitstraining besteht, hat sich als wirksam bei der Reduktion von Stress und der Verbesserung der psychischen Gesundheit erwiesen. Viele Menschen mit Zwangsstörungen finden in MBSR-Techniken hilfreiche Werkzeuge, um ihre Symptome besser zu bewältigen.

Ernährung und Nahrungsergänzungsmittel:

- Ernährungsumstellung: Es gibt Hinweise darauf, dass bestimmte Ernährungsgewohnheiten die psychische Gesundheit beeinflussen können. Eine Ernährung, die reich an Omega-3-Fettsäuren (z. B. aus Fischöl), Magnesium, Zink und Vitamin D ist, kann positive Effekte auf die Stimmung und die Hirnfunktion haben. Eine ausgewogene Ernährung kann dazu beitragen, das allgemeine Wohlbefinden zu steigern und die Wirkung von Psychotherapie und Medikation zu unterstützen.
- Nahrungsergänzungsmittel: Einige Studien haben gezeigt, dass bestimmte Nahrungsergänzungsmittel, wie z. B. N-Acetylcystein (NAC) oder Inositol, potenziell nützlich bei der Reduktion von Zwangssymptomen sein können. NAC, ein Antioxidans, das die Glutamatregulation im Gehirn beeinflusst, hat in einigen klinischen Studien vielversprechende Ergebnisse gezeigt. Es ist jedoch wichtig, solche Ergänzungen nur nach Rücksprache mit einem Arzt einzunehmen, da sie Wechselwirkungen mit anderen Medikamenten haben können.

Körperliche Bewegung:

- Psychische und körperliche Vorteile: Regelmäßige körperliche Bewegung ist nicht nur gut für die körperliche Gesundheit, sondern auch für die psychische. Sport hilft, Stress abzubauen, Endorphine freizusetzen und die allgemeine Stimmung zu verbessern. Aktivitäten wie Laufen, Schwimmen oder Yoga können das allgemeine Angstniveau senken und zur Reduktion von Zwangssymptomen beitragen.

- Yoga und Körperarbeit: Yoga, das Bewegung mit Atemtechniken und Meditation kombiniert, hat sich als besonders nützlich bei der Reduktion von Angst und Stress erwiesen. Yoga fördert die Achtsamkeit, die Körperwahrnehmung und die Entspannung, was alles Faktoren sind, die helfen können, Zwangssymptome zu lindern.

Kreative Therapien:

- Kunst- und Musiktherapie: Kreative Therapien wie Kunst- und Musiktherapie bieten alternative Wege, um Emotionen auszudrücken und zu verarbeiten. Diese Therapien können helfen, innere Spannungen abzubauen und einen konstruktiven Umgang mit Zwangsgedanken zu fördern. Die Teilnahme an kreativen Aktivitäten kann auch das Selbstwertgefühl stärken und eine positive Ablenkung von Zwangssymptomen bieten.
- Schreibtherapie: Schreiben kann eine therapeutische Aktivität sein, die es den Betroffenen ermöglicht, ihre Gedanken und Gefühle zu ordnen

und auszudrücken. Das Führen eines Tagebuchs, in dem Zwangsgedanken und -handlungen reflektiert werden, kann helfen, Muster zu erkennen und Strategien zur Bewältigung zu entwickeln.

Alternative Heilmethoden:

- Akupunktur und Akupressur: Diese traditionellen chinesischen Heilmethoden werden manchmal zur Linderung von Angst und Stress eingesetzt. Es gibt einige Hinweise darauf, dass Akupunktur das Gleichgewicht im Körper wiederherstellen und zu einer Verringerung der Zwangssymptome beitragen kann, obwohl mehr Forschung erforderlich ist, um ihre Wirksamkeit bei Zwangsstörungen zu bestätigen.
- Homöopathie und pflanzliche Heilmittel: Einige Menschen wenden sich Homöopathie oder pflanzlichen Heilmitteln wie Johanniskraut zu, um ihre Symptome zu lindern. Während diese Methoden von einigen als hilfreich empfunden werden, ist es wichtig, sie mit Vorsicht zu verwenden und einen Arzt zu konsultieren, da pflanzliche Heilmittel Wechselwirkungen mit anderen Medikamenten haben können.

Langfristige Anwendung und Rückfallprävention:

- Kontinuierliche Selbstfürsorge: Selbsthilfe und alternative Behandlungsmethoden sollten als Teil eines umfassenden, langfristigen Plans zur Behandlung von Zwangsstörungen gesehen werden. Diese Methoden erfordern Engagement und Regelmäßigkeit, um ihre volle Wirkung zu entfalten. Betroffene sollten sich ermutigt fühlen, diese Praktiken in ihren Alltag zu integrieren, um eine nachhaltige Verbesserung zu erzielen.
- Vorbereitung auf Rückfälle: Auch wenn alternative Behandlungsmethoden hilfreich sein können, sollten sich Betroffene auf mögliche Rückfälle vorbereiten. Selbsthilfegruppen und Achtsamkeitstraining können wichtige Werkzeuge sein, um Rückfälle zu erkennen und zu verhindern, indem frühzeitig Maßnahmen ergriffen werden, wenn Symptome wieder auftreten.

Selbsthilfe und alternative Behandlungsmethoden bieten zusätzliche Unterstützung für Menschen mit Zwangsstörungen und können helfen, konventionelle Therapieansätze zu ergänzen. Diese Methoden fördern die Selbstwirksamkeit, stärken das Wohlbefinden und bieten den Betroffenen zusätzliche Werkzeuge zur Bewältigung ihrer Symptome.

6.5. Prognose und langfristige Bewältigung

Die Prognose von Zwangsstörungen variiert erheblich von Person zu Person und hängt von verschiedenen Faktoren ab, einschließlich der Schwere der Symptome, der frühen Intervention und der Qualität der Behandlung. Langfristige Bewältigungsstrategien sind entscheidend, um die Symptome zu kontrollieren und die Lebensqualität zu verbessern.

Langfristige Prognose:

- Chronischer Verlauf: Zwangsstörungen sind oft chronische Erkrankungen, die ohne Behandlung über viele Jahre bestehen bleiben können. Die Symptome können im Laufe der Zeit schwanken, wobei es zu Phasen von Besserung und Verschlechterung kommen kann. In schweren Fällen können Zwangsstörungen erheblich einschränken und das tägliche Leben stark beeinträchtigen.
- Positive Behandlungsergebnisse: Bei vielen Patienten, die eine angemessene Behandlung erhalten, insbesondere eine Kombination aus Psychotherapie und medikamentöser Therapie, können die Symptome signifikant reduziert werden. Mit fortgesetzter Behandlung und Unterstützung können viele Menschen mit Zwangsstörungen lernen, ihre Symptome erfolgreich zu bewältigen und ein erfülltes Leben zu führen.

- Einfluss von Komorbiditäten: Die Prognose kann durch das Vorhandensein komorbider Störungen wie Depressionen, Angststörungen oder Substanzmissbrauch beeinflusst werden. Diese zusätzlichen Störungen können die Behandlung komplizieren und die Langzeitprognose verschlechtern, erfordern jedoch eine integrierte Behandlungsstrategie.

Rückfallprävention:

- Langfristige Medikation: Bei Patienten, die gut auf medikamentöse Behandlung ansprechen, kann es notwendig sein, die Medikation über einen längeren Zeitraum beizubehalten, um Rückfälle zu verhindern. Ein abruptes Absetzen der Medikamente kann zu einem Wiederauftreten der Symptome führen, weshalb das Ausschleichen der Medikation schrittweise und unter ärztlicher Aufsicht erfolgen sollte.
- Fortsetzung der Therapie: Auch nach einer Verbesserung der Symptome ist es oft ratsam, die Therapie fortzusetzen, um Rückfälle zu verhindern. Dies kann in Form von regelmäßigen Therapiesitzungen, Auffrischungssitzungen oder der Teilnahme an Selbsthilfegruppen geschehen. Die Therapie kann auch helfen, neue Bewältigungsstrategien zu entwickeln, wenn neue Herausforderungen auftreten.

- Selbstbeobachtung und Frühwarnzeichen: Betroffene sollten lernen, Frühwarnzeichen eines Rückfalls zu erkennen, wie z. B. die Zunahme von Zwangsgedanken oder das Bedürfnis, alte Zwangshandlungen wieder aufzunehmen. Durch regelmäßige Selbstbeobachtung und das Festlegen eines Handlungsplans für den Fall eines Rückfalls können die Betroffenen frühzeitig Maßnahmen ergreifen, um eine Verschlechterung der Symptome zu verhindern.

Strategien zur langfristigen Bewältigung:

- Lebensstiländerungen: Ein gesunder Lebensstil, einschließlich regelmäßiger körperlicher Aktivität, einer ausgewogenen Ernährung und ausreichendem Schlaf, kann die Bewältigung von Zwangsstörungen unterstützen. Diese Faktoren tragen zur allgemeinen körperlichen und psychischen Gesundheit bei und können helfen, das allgemeine Angstniveau zu senken.
- Stressmanagement: Da Stress ein wesentlicher Faktor ist, der Zwangssymptome auslösen oder verschlimmern kann, ist das Erlernen von Stressbewältigungstechniken entscheidend. Achtsamkeitsübungen, Meditation und Entspannungstechniken können helfen, Stress abzubauen und die emotionale Resilienz zu stärken.
- Soziale Unterstützung: Der Aufbau und die Pflege eines starken sozialen Netzwerks sind

wichtige Bestandteile der langfristigen Bewältigung von Zwangsstörungen. Familienmitglieder, Freunde und Selbsthilfegruppen können emotionale Unterstützung bieten, die das Gefühl der Isolation verringert und die Motivation zur fortgesetzten Behandlung stärkt.

Aufrechterhaltung der Lebensqualität:

- Berufliche und soziale Rehabilitation: In schweren Fällen, in denen Zwangsstörungen das Leben erheblich beeinträchtigt haben, kann eine berufliche und soziale Rehabilitation notwendig sein. Programme, die darauf abzielen, Betroffene wieder in den Arbeitsmarkt zu integrieren oder ihnen zu helfen, soziale Beziehungen wiederherzustellen, können von unschätzbarem Wert sein.
- Selbstakzeptanz und Lebensführung: Langfristige Bewältigung erfordert oft eine Anpassung der Lebensführung und die Akzeptanz, dass Zwangsstörungen Teil des Lebens bleiben können. Dies bedeutet, realistische Erwartungen an sich selbst zu haben und sich auf das zu konzentrieren, was man kontrollieren kann. Die Akzeptanz der eigenen Grenzen und das Setzen erreichbarer Ziele können helfen, das Selbstwertgefühl zu stärken und ein erfülltes Leben trotz der Störung zu führen.
- Bedeutung eines sinnvollen Lebens: Die Auseinandersetzung mit Fragen des Sinns und der

Werte kann helfen, eine positive Lebensführung trotz der Herausforderungen einer Zwangsstörung zu finden. Aktivitäten, die als sinnvoll empfunden werden, wie ehrenamtliche Arbeit, Hobbys oder das Setzen persönlicher Ziele, können das Gefühl der Selbstwirksamkeit stärken und das Leben bereichern.

Die langfristige Bewältigung von Zwangsstörungen erfordert ein ganzheitliches, nachhaltiges Vorgehen, das auf die individuellen Bedürfnisse und Lebensumstände des Betroffenen abgestimmt ist. Durch kontinuierliche Unterstützung, geeignete Therapieansätze und eine aktive Beteiligung an der eigenen Genesung können viele Menschen mit Zwangsstörungen ein erfülltes und produktives Leben führen.

7. Prävention und Aufklärung

7.1. Frühzeitige Erkennung und Intervention

Frühzeitige Erkennung und Intervention sind entscheidend, um den Verlauf von Zwangsstörungen positiv zu beeinflussen und eine Verschlimmerung der Symptome zu verhindern. Dieser Abschnitt beleuchtet die Bedeutung der Früherkennung und die Strategien, die zur frühzeitigen Intervention eingesetzt werden können.

Bedeutung der Früherkennung:

- Verhinderung einer Chronifizierung: Eine frühzeitige Erkennung von Zwangsstörungen kann dazu beitragen, eine Chronifizierung der Symptome zu verhindern. Wenn Zwangsstörungen frühzeitig diagnostiziert und behandelt werden, besteht eine größere Chance, die Symptome effektiv zu kontrollieren und die Lebensqualität des Betroffenen zu erhalten.
- Reduktion von Komorbiditäten: Zwangsstörungen treten häufig zusammen mit anderen psychischen Störungen wie Depressionen, Angststörungen oder Substanzmissbrauch auf. Eine frühzeitige Erkennung ermöglicht es, auch diese komorbiden Störungen frühzeitig zu identifizieren und zu behandeln, was die Gesamtprognose verbessert.

- Entlastung für Betroffene und Familien: Frühzeitige Intervention kann den Leidensdruck sowohl für die Betroffenen als auch für deren Familien verringern. Eine schnelle Diagnose und der Beginn einer geeigneten Behandlung können dazu beitragen, die Belastung durch die Symptome zu mindern und den Betroffenen zu helfen, sich schneller zu stabilisieren.

Strategien zur frühzeitigen Intervention:

- Screening-Programme: Die Implementierung von Screening-Programmen in Schulen, Universitäten und primären Gesundheitsdiensten kann dazu beitragen, Zwangsstörungen in einem frühen Stadium zu identifizieren. Solche Programme könnten standardisierte Fragebögen wie den Obsessive Compulsive Inventory-Revised (OCI-R) oder den Yale-Brown Obsessive Compulsive Scale (Y-BOCS) umfassen, die helfen, Risikopersonen zu erkennen.
- Aufklärung der Allgemeinbevölkerung: Die Aufklärung der Allgemeinbevölkerung über die Symptome von Zwangsstörungen ist entscheidend, um eine frühzeitige Erkennung zu fördern. Kampagnen in den Medien, Informationsveranstaltungen und Materialien in Gesundheitseinrichtungen können das Bewusstsein für Zwangsstörungen schärfen und die Bereitschaft zur Suche nach Hilfe erhöhen.

- Schulung von Fachkräften: Gesundheits- und Bildungspersonal sollte geschult werden, um frühe Anzeichen von Zwangsstörungen zu erkennen und angemessen darauf zu reagieren. Dies umfasst die Schulung in der Anwendung von Screening-Instrumenten, die Sensibilisierung für die Symptome und die Vermittlung von Kenntnissen über geeignete Überweisungswege.

Hindernisse bei der Früherkennung:

- Stigmatisierung: Ein erhebliches Hindernis für die frühzeitige Erkennung von Zwangsstörungen ist die Stigmatisierung, die oft mit psychischen Störungen verbunden ist. Betroffene und ihre Familien könnten zögern, Hilfe zu suchen, aus Angst vor Diskriminierung oder sozialer Ablehnung. Dies kann dazu führen, dass Symptome verborgen oder heruntergespielt werden, was die Früherkennung erschwert.
- Fehlinterpretation der Symptome: Zwangssymptome werden oft missverstanden oder als „komische Eigenheiten" abgetan, insbesondere wenn sie mild sind. Sowohl Betroffene als auch Angehörige könnten Schwierigkeiten haben, die Symptome als Anzeichen einer ernsthaften psychischen Störung zu erkennen, was die Diagnose verzögert.

Maßnahmen zur Förderung der Früherkennung:

- Verbesserung des Zugangs zu Diagnosediensten: Der Zugang zu psychischen Gesundheitsdiensten muss verbessert werden, um sicherzustellen, dass Menschen, die möglicherweise unter Zwangsstörungen leiden, frühzeitig und ohne Hindernisse diagnostiziert werden können. Dies könnte die Einrichtung von speziellen Beratungsstellen, Online-Diagnosetools und die Förderung der telemedizinischen Versorgung umfassen.
- Förderung von Selbsthilfestrategien: Selbsthilfestrategien und -tools sollten gefördert werden, um Betroffenen zu helfen, ihre Symptome zu erkennen und frühzeitig Maßnahmen zu ergreifen. Validierte Selbsttests, Informationsbroschüren und Online-Ressourcen können wichtige erste Schritte sein, um das Bewusstsein zu schärfen und zur Suche nach professioneller Hilfe zu ermutigen.

Frühzeitige Erkennung und Intervention sind Schlüsselelemente, um die langfristigen Auswirkungen von Zwangsstörungen zu minimieren und die Lebensqualität der Betroffenen zu verbessern. Durch gezielte Maßnahmen zur Förderung der Früherkennung kann die Behandlung früher beginnen und somit effektiver gestaltet werden.

7.2. Präventionsprogramme und Aufklärungsarbeit

Präventionsprogramme und Aufklärungsarbeit sind entscheidend, um das Bewusstsein für Zwangsstörungen zu schärfen, Risikofaktoren zu minimieren und die gesellschaftliche Wahrnehmung zu verändern. In diesem Abschnitt werden die verschiedenen Aspekte der Prävention und Aufklärung detailliert erläutert.

Ziele der Präventionsprogramme:

- Reduktion von Risikofaktoren: Präventionsprogramme zielen darauf ab, Risikofaktoren zu identifizieren und zu minimieren, die zur Entwicklung von Zwangsstörungen beitragen könnten. Dazu gehören genetische Prädispositionen, Umweltfaktoren wie Stress oder Traumata und psychologische Faktoren wie Perfektionismus oder übermäßiges Verantwortungsgefühl.
- Förderung von Resilienz: Ein weiteres Ziel der Prävention ist die Förderung von Resilienz, also der Fähigkeit, Stress und Herausforderungen erfolgreich zu bewältigen. Resilienz kann durch die Vermittlung von Bewältigungsstrategien, Stressmanagementtechniken und die Förderung eines gesunden Lebensstils gestärkt werden.
- Frühintervention bei Risikogruppen: Präventionsprogramme richten sich auch an Personen, die ein erhöhtes Risiko für die Entwicklung von

Zwangsstörungen aufweisen, wie z. B. Kinder von Eltern mit Zwangsstörungen oder Personen, die unter starkem chronischem Stress leiden. Durch gezielte Frühinterventionsprogramme kann das Risiko, eine Zwangsstörung zu entwickeln, reduziert werden.

Arten von Präventionsprogrammen:

- Schulbasierte Präventionsprogramme: Schulen sind ein idealer Ort, um Präventionsprogramme durchzuführen, da sie Zugang zu einer großen Anzahl von jungen Menschen haben. Programme, die sich auf die Förderung der psychischen Gesundheit, die Reduktion von Mobbing und den Umgang mit Stress konzentrieren, können dazu beitragen, das Risiko der Entwicklung von Zwangsstörungen zu verringern. Unterrichtseinheiten, die das Thema psychische Gesundheit behandeln, können dazu beitragen, Stigmatisierung abzubauen und das Verständnis für Zwangsstörungen zu fördern.
- Arbeitsplatzbezogene Präventionsprogramme: Am Arbeitsplatz können Programme zur Stressbewältigung und zur Förderung der psychischen Gesundheit implementiert werden. Diese Programme können Schulungen zum Umgang mit Stress, Achtsamkeitstrainings und Workshops zur Förderung eines ausgewogenen Lebensstils umfassen. Arbeitgeber sollten ermutigt

werden, eine unterstützende Umgebung zu schaffen, in der Mitarbeiter sich wohl fühlen, über ihre psychische Gesundheit zu sprechen und Unterstützung zu suchen.

- Gemeindebasierte Präventionsprogramme: Auf Gemeindeebene können Präventionsprogramme durch lokale Gesundheitsorganisationen, Selbsthilfegruppen und gemeindebasierte Initiativen durchgeführt werden. Diese Programme können Vorträge, Workshops und Informationsveranstaltungen umfassen, die das Bewusstsein für Zwangsstörungen schärfen und Unterstützung bieten.

Aufklärungsarbeit:

- Medienkampagnen: Medienkampagnen spielen eine wichtige Rolle bei der Aufklärung der breiten Öffentlichkeit über Zwangsstörungen. Durch den Einsatz von Fernsehen, Radio, Printmedien und sozialen Medien können Informationen über die Symptome, Ursachen und Behandlungsmöglichkeiten von Zwangsstörungen verbreitet werden. Kampagnen können auch Geschichten von Betroffenen hervorheben, um das Verständnis und die Empathie für Menschen mit Zwangsstörungen zu fördern.
- Bildungsmaterialien: Die Erstellung und Verbreitung von Bildungsmaterialien wie Broschüren, Flyern und Online-Ressourcen kann dazu

beitragen, das Wissen über Zwangsstörungen zu erweitern. Diese Materialien sollten leicht zugänglich und verständlich sein und sich sowohl an Betroffene als auch an deren Angehörige und die breite Öffentlichkeit richten.

- Veranstaltungen und Workshops: Veranstaltungen wie Konferenzen, Workshops und Seminare bieten Gelegenheiten zur Aufklärung und zum Austausch von Wissen über Zwangsstörungen. Diese Veranstaltungen können Fachleute, Betroffene und ihre Familien zusammenbringen, um Informationen auszutauschen und über die neuesten Forschungsergebnisse und Behandlungsmöglichkeiten zu diskutieren.

Herausforderungen in der Präventionsarbeit:

- Stigmatisierung und Vorurteile: Eine der größten Herausforderungen in der Präventions- und Aufklärungsarbeit ist die Überwindung von Stigmatisierung und Vorurteilen gegenüber psychischen Störungen. Viele Menschen haben immer noch falsche Vorstellungen von Zwangsstörungen und zögern, Hilfe zu suchen, aus Angst vor sozialer Ablehnung. Aufklärungsprogramme müssen sich darauf konzentrieren, diese Vorurteile zu bekämpfen und ein offeneres und verständnisvolleres Klima zu schaffen.
- Zugang zu Ressourcen: In vielen Regionen ist der Zugang zu psychischen

Gesundheitsdiensten begrenzt, was die Durchführung effektiver Präventionsprogramme erschwert. Es ist wichtig, dass Präventionsarbeit auch in ländlichen und unterversorgten Gebieten zugänglich ist, um sicherzustellen, dass alle Bevölkerungsgruppen erreicht werden.

Erfolgskriterien für Präventionsprogramme:

- Evidenzbasierte Ansätze: Präventionsprogramme sollten auf evidenzbasierten Ansätzen beruhen, die in der Forschung als wirksam erwiesen wurden. Die regelmäßige Bewertung und Anpassung der Programme ist notwendig, um sicherzustellen, dass sie die gewünschten Ergebnisse erzielen.
- Inklusion und Diversität: Präventions- und Aufklärungsarbeit sollte inklusiv gestaltet sein und die Bedürfnisse verschiedener Bevölkerungsgruppen berücksichtigen, einschließlich unterschiedlicher Altersgruppen, kultureller Hintergründe und sozialer Schichten. Programme sollten sensibel für kulturelle Unterschiede sein und sich bemühen, alle Menschen zu erreichen.

Präventionsprogramme und Aufklärungsarbeit sind entscheidend, um das Bewusstsein für Zwangsstörungen zu schärfen, Risikofaktoren zu minimieren und die gesellschaftliche Wahrnehmung zu verändern. Durch gezielte und evidenzbasierte Maßnahmen können diese

Programme dazu beitragen, die Entwicklung von Zwangsstörungen zu verhindern und Betroffene frühzeitig zu unterstützen.

7.3. Stigmatisierung und gesellschaftliche Wahrnehmung

Zwangsstörungen sind, wie viele andere psychische Störungen, oft mit einem erheblichen Maß an Stigmatisierung verbunden. Diese Stigmatisierung kann das Leben der Betroffenen erheblich erschweren, indem sie Barrieren für die Suche nach Hilfe schafft, das Selbstwertgefühl beeinträchtigt und zu sozialer Isolation führt. In diesem Abschnitt wird die Natur der Stigmatisierung von Zwangsstörungen untersucht und Maßnahmen zur Bekämpfung dieser Stigmatisierung vorgeschlagen.

Natur und Ursachen der Stigmatisierung:

- Falsche Vorstellungen und Mythen: Viele Menschen haben falsche Vorstellungen über Zwangsstörungen, die oft durch Unwissenheit oder Fehlinformationen entstehen. Zum Beispiel wird die Störung häufig als eine einfache „Übertreibung" von normalen Verhaltensweisen missverstanden, wie übermäßige Sauberkeit oder Kontrollzwang. Solche Missverständnisse können dazu führen, dass Zwangsstörungen als weniger schwerwiegend oder als etwas angesehen

werden, das die Betroffenen „einfach abstellen" könnten, wenn sie es nur wollten.
- Mediale Darstellung: Die Art und Weise, wie Zwangsstörungen in den Medien dargestellt werden, kann zur Stigmatisierung beitragen. Oftmals werden Betroffene in Filmen, Fernsehsendungen oder Nachrichtenberichten als „verrückt" oder „lächerlich" dargestellt, was Stereotypen verstärkt und das Verständnis für die Komplexität der Störung erschwert.
- Gesellschaftliche Normen: Gesellschaftliche Normen und Erwartungen, insbesondere im Hinblick auf Perfektionismus und Kontrolle, können die Stigmatisierung von Zwangsstörungen verstärken. In Kulturen, die hohen Wert auf Ordnung, Sauberkeit und Disziplin legen, können Zwangsstörungen als extrem oder unangemessen angesehen werden, was die Bereitschaft der Betroffenen, über ihre Symptome zu sprechen oder Hilfe zu suchen, verringert.

Auswirkungen der Stigmatisierung:

- Barrieren für die Hilfe: Die Angst vor Stigmatisierung kann Betroffene davon abhalten, professionelle Hilfe in Anspruch zu nehmen. Viele Menschen mit Zwangsstörungen befürchten, von anderen als „verrückt" angesehen zu werden, wenn sie ihre Symptome offenlegen, was dazu führt, dass sie ihre Probleme verbergen und keine Behandlung suchen.

- Soziale Isolation: Stigmatisierung kann zu sozialer Isolation führen, da Betroffene möglicherweise vermeiden, über ihre Störung zu sprechen oder soziale Kontakte zu pflegen, aus Angst vor Ablehnung oder Missverständnissen. Diese Isolation kann die Symptome verschlimmern und die Lebensqualität weiter beeinträchtigen.
- Verschlechterung der Symptome: Stigmatisierung kann auch dazu führen, dass Betroffene sich selbst stigmatisieren, was das Selbstwertgefühl und das Vertrauen in die eigene Fähigkeit, mit der Störung umzugehen, untergräbt. Diese negative Selbstwahrnehmung kann die Zwangssymptome verstärken und die Bereitschaft zur Teilnahme an therapeutischen Maßnahmen verringern.

Maßnahmen zur Reduzierung der Stigmatisierung:

- Aufklärungskampagnen: Aufklärungskampagnen, die sich an die breite Öffentlichkeit richten, sind ein wirksames Mittel, um Stigmatisierung zu reduzieren. Diese Kampagnen sollten sich darauf konzentrieren, Mythen über Zwangsstörungen zu entlarven, die Komplexität der Störung zu erklären und Geschichten von Betroffenen zu teilen, um Empathie und Verständnis zu fördern.

- Schulungen für Fachleute: Fachkräfte im Gesundheitswesen, in der Bildung und im sozialen Bereich sollten in der Erkennung und im Umgang mit Zwangsstörungen geschult werden. Solche Schulungen können helfen, Vorurteile abzubauen und sicherzustellen, dass Betroffene in einer unterstützenden und nicht urteilenden Umgebung die notwendige Hilfe erhalten.
- Einbindung von Betroffenen: Betroffene selbst sollten ermutigt werden, an Aufklärungs- und Antistigma-Initiativen teilzunehmen. Durch das Teilen ihrer Erfahrungen können sie dazu beitragen, das öffentliche Bewusstsein zu schärfen und anderen Betroffenen Mut machen, ihre Symptome nicht zu verstecken.
- Veränderung der medialen Darstellung: Es ist wichtig, dass Zwangsstörungen in den Medien realistisch und einfühlsam dargestellt werden. Produzenten und Drehbuchautoren sollten ermutigt werden, genauere und respektvollere Darstellungen von psychischen Störungen zu schaffen, die das Verständnis fördern und Stigmatisierung reduzieren.

Erfolgskriterien für Antistigma-Maßnahmen:

- Messbare Veränderungen: Antistigma-Maßnahmen sollten regelmäßig bewertet werden, um ihre Wirksamkeit zu messen. Dies kann durch Umfragen zur Einstellung gegenüber

Zwangsstörungen, die Messung der Häufigkeit von Hilfesuchen oder die Analyse der medienübergreifenden Darstellung der Störung erfolgen.

- Nachhaltigkeit der Initiativen: Nachhaltigkeit ist entscheidend für den Erfolg von Antistigma-Initiativen. Maßnahmen sollten langfristig angelegt sein und kontinuierlich weiterentwickelt werden, um anhaltende Fortschritte bei der Reduzierung von Stigmatisierung zu gewährleisten.

Stigmatisierung bleibt eine große Herausforderung für Menschen mit Zwangsstörungen. Durch gezielte Aufklärung, die Förderung einer respektvollen Darstellung in den Medien und die aktive Einbindung von Betroffenen kann jedoch ein Umfeld geschaffen werden, in dem Zwangsstörungen besser verstanden und akzeptiert werden.

7.4 Bedeutung von sozialer Unterstützung

Soziale Unterstützung spielt eine entscheidende Rolle bei der Bewältigung von Zwangsstörungen und kann die Lebensqualität der Betroffenen erheblich verbessern. Dieser Abschnitt untersucht die verschiedenen Formen sozialer Unterstützung und deren Einfluss auf den Verlauf und die Behandlung von Zwangsstörungen.

Formen sozialer Unterstützung:

- Emotionale Unterstützung: Emotionale Unterstützung umfasst das Bereitstellen von Trost, Verständnis und Empathie durch Freunde, Familie und Gemeinschaften. Für Menschen mit Zwangsstörungen ist es wichtig, dass sie Menschen in ihrem Umfeld haben, die ihre Erfahrungen nicht verurteilen, sondern ihnen zuhören und sie ermutigen. Emotionale Unterstützung hilft den Betroffenen, sich weniger isoliert zu fühlen und stärkt ihre Fähigkeit, mit den Herausforderungen der Störung umzugehen.
- Praktische Unterstützung: Praktische Unterstützung kann in Form von Hilfe bei alltäglichen Aufgaben oder der Begleitung zu Therapiesitzungen erfolgen. Da Zwangsstörungen oft mit ritualisierten Handlungen verbunden sind, die viel Zeit in Anspruch nehmen, kann praktische Unterstützung den Betroffenen helfen, ihre täglichen Verpflichtungen zu bewältigen und gleichzeitig ihre Behandlung fortzusetzen.
- Informative Unterstützung: Informative Unterstützung beinhaltet das Teilen von Wissen über Zwangsstörungen und mögliche Behandlungsmöglichkeiten. Diese Form der Unterstützung kann durch Therapeuten, Selbsthilfegruppen oder durch das Teilen von Literatur und Ressourcen durch Freunde und Familie bereitgestellt werden. Gut informierte

Unterstützungspersonen können den Betroffenen helfen, fundierte Entscheidungen über ihre Behandlung zu treffen und sich über ihre Störung besser zu informieren.

Einfluss sozialer Unterstützung auf den Behandlungserfolg:

- Förderung der Behandlungstreue: Soziale Unterstützung kann dazu beitragen, dass Betroffene ihre Behandlung kontinuierlich fortsetzen und die empfohlenen therapeutischen Maßnahmen einhalten. Unterstützende Beziehungen bieten Ermutigung und Motivation, was besonders wichtig ist, wenn die Behandlung schwierig oder emotional belastend wird.
- Reduktion von Stress und Angst: Der Zugang zu einem stabilen sozialen Netzwerk kann das allgemeine Stressniveau senken und dazu beitragen, die Angst, die mit Zwangsstörungen verbunden ist, zu reduzieren. Dies kann sich positiv auf die Symptomatik auswirken und die Wirksamkeit der Behandlung verbessern.
- Erhöhtes Selbstwertgefühl: Soziale Unterstützung kann das Selbstwertgefühl und die Selbstwirksamkeit von Menschen mit Zwangsstörungen stärken. Wenn Betroffene sich von ihrem Umfeld geschätzt und verstanden fühlen, stärkt dies ihr Vertrauen in ihre Fähigkeit, mit ihrer

Störung umzugehen und die Kontrolle über ihr Leben zurückzugewinnen.

Herausforderungen bei der Bereitstellung sozialer Unterstützung:

- Mangelndes Verständnis im sozialen Umfeld: Nicht alle Freunde oder Familienmitglieder verstehen die Komplexität von Zwangsstörungen, was zu Missverständnissen und Frustrationen führen kann. Es ist möglich, dass Unterstützungspersonen ungewollt Verhaltensweisen fördern, die die Zwangssymptome verstärken, oder dass sie Schwierigkeiten haben, angemessen auf die Bedürfnisse des Betroffenen zu reagieren.
- Emotionale Belastung der Unterstützenden: Die kontinuierliche Unterstützung eines Menschen mit Zwangsstörungen kann emotional belastend sein, insbesondere wenn der Fortschritt langsam ist oder Rückschläge auftreten. Unterstützende Personen können sich überfordert oder hilflos fühlen, was zu Burnout oder Konflikten in der Beziehung führen kann.
- Balance zwischen Unterstützung und Autonomie: Es ist wichtig, eine Balance zwischen der Bereitstellung von Unterstützung und der Förderung der Autonomie des Betroffenen zu finden. Übermäßige Unterstützung kann dazu führen, dass sich der Betroffene abhängig fühlt und seine Fähigkeit zur Selbstbewältigung verringert wird.

Strategien zur effektiven sozialen Unterstützung:

- Aufklärung und Schulung: Angehörige und Freunde sollten über Zwangsstörungen und die Bedürfnisse der Betroffenen aufgeklärt werden. Schulungen und Informationsmaterialien können helfen, Missverständnisse zu vermeiden und die Fähigkeit zur effektiven Unterstützung zu verbessern.
- Selbsthilfegruppen für Angehörige: Selbsthilfegruppen für Angehörige bieten eine Plattform, um Erfahrungen auszutauschen, Unterstützung zu finden und von den Strategien anderer zu lernen. Diese Gruppen können dazu beitragen, die emotionale Belastung zu verringern und praktische Tipps für den Umgang mit der Situation zu geben.
- Förderung der Selbstfürsorge bei Unterstützenden: Angehörige und Freunde sollten ermutigt werden, auf ihre eigene emotionale und psychische Gesundheit zu achten. Regelmäßige Pausen, das Setzen von Grenzen und die Suche nach eigener Unterstützung sind wichtige Strategien, um Burnout zu vermeiden und langfristig eine effektive Unterstützung zu bieten.

Soziale Unterstützung ist ein zentraler Faktor bei der Bewältigung von Zwangsstörungen. Durch die Bereitstellung von emotionaler, praktischer und informativer Unterstützung kann das soziale Umfeld einen erheblichen Beitrag zur Verbesserung der Lebensqualität und zum

Behandlungserfolg leisten. Es ist jedoch wichtig, die Herausforderungen, die mit der Unterstützung verbunden sind, zu erkennen und Strategien zu entwickeln, um diese effektiv zu bewältigen.

8. Fazit und Ausblick

8.1. Zusammenfassung der zentralen Erkenntnisse

Die vorliegende Arbeit hat sich umfassend mit der Erkennung und dem Verständnis von Zwangsstörungen beschäftigt, einer psychischen Erkrankung, die in der Allgemeinbevölkerung weit verbreitet, aber oft missverstanden ist. Eine der zentralen Erkenntnisse dieser Arbeit ist, dass Zwangsstörungen eine erhebliche psychische Belastung darstellen, die das tägliche Leben der Betroffenen stark beeinträchtigen kann. Sie zeichnen sich durch das Vorhandensein von Zwangsgedanken, die als aufdringlich und unangenehm erlebt werden, sowie Zwangshandlungen, die als Versuche zur Angstbewältigung dienen, aus.

Im Verlauf der Arbeit wurde deutlich, dass eine klare und präzise Diagnose von Zwangsstörungen entscheidend ist, um eine adäquate Behandlung zu ermöglichen. Die Differenzierung von Zwangsstörungen gegenüber anderen psychischen Störungen wie ADHS, Autismus-Spektrum-Störung, Depressionen, bipolaren Störungen, Angststörungen, Schlafstörungen, sensorischen Verarbeitungsstörungen und Schizophrenie ist dabei von großer Bedeutung. Diese Differenzierung ist oft schwierig, da es symptomatische Überschneidungen gibt, die eine fehlerhafte Diagnose begünstigen können.

Ein weiteres wichtiges Ergebnis der Arbeit ist die Betonung der Selbstdiagnose als ein erster Schritt zur Identifizierung von Zwangsstörungen. Es wurde jedoch deutlich gemacht, dass die Selbstdiagnose nur als unterstützendes Werkzeug betrachtet werden sollte. Validierte Selbsttests und Fragebögen, wie der Yale-Brown Obsessive Compulsive Scale (Y-BOCS), können helfen, eine erste Einschätzung vorzunehmen, doch die endgültige Diagnose sollte immer durch einen Facharzt oder Therapeuten erfolgen.

Die Arbeit hat zudem gezeigt, dass Zwangsstörungen oft mit erheblichen kognitiven und emotionalen Begleiterscheinungen verbunden sind, darunter Angst, Scham und Schuldgefühle. Diese Begleiterscheinungen können die Symptome verstärken und die Lebensqualität der Betroffenen zusätzlich beeinträchtigen. Es wurde auch untersucht, wie sich Zwangsstörungen auf das Verhalten und die Alltagsbewältigung auswirken, wobei deutlich wurde, dass die Störung in vielen Lebensbereichen zu erheblichen Einschränkungen führt, sei es im sozialen, beruflichen oder familiären Umfeld.

8.2. Zukünftige Forschungsrichtungen und offene Fragen

Während der Bearbeitung des Themas wurden mehrere Bereiche identifiziert, in denen weiterer Forschungsbedarf besteht. Eine der vordringlichsten Aufgaben künftiger Forschung ist die Verbesserung der diagnostischen

Instrumente, um die Differenzierung von Zwangsstörungen gegenüber anderen psychischen Störungen zu erleichtern. Obwohl es bereits etablierte Tests und diagnostische Kriterien gibt, besteht die Notwendigkeit, diese Instrumente weiterzuentwickeln, insbesondere im Hinblick auf ihre Anwendung in unterschiedlichen kulturellen und sozialen Kontexten. Es wäre von großem Nutzen, wenn zukünftige Studien sich auf die kulturelle Validität und die interkulturelle Anpassung dieser Instrumente konzentrieren könnten.

Ein weiterer wichtiger Bereich der Forschung betrifft die Ursachen und Mechanismen von Zwangsstörungen. Die neurobiologischen und genetischen Grundlagen sind zwar zunehmend Gegenstand wissenschaftlicher Untersuchungen, doch das Zusammenspiel dieser Faktoren mit umweltbedingten Einflüssen ist noch nicht vollständig geklärt. Insbesondere die Rolle epigenetischer Mechanismen und deren Einfluss auf die Entwicklung und den Verlauf von Zwangsstörungen sollte in zukünftigen Studien genauer untersucht werden. Diese Forschung könnte dazu beitragen, präventive Maßnahmen zu entwickeln und potenzielle Risikogruppen frühzeitig zu identifizieren.

Die Digitalisierung und der Einsatz von künstlicher Intelligenz (KI) bieten ebenfalls vielversprechende Ansätze zur Verbesserung der Diagnose und Behandlung von Zwangsstörungen. Zukünftige Forschung könnte sich darauf konzentrieren, wie digitale Technologien in der klinischen Praxis eingesetzt werden können, um die

Diagnose zu unterstützen und personalisierte Behandlungsstrategien zu entwickeln. KI-gestützte Systeme könnten beispielsweise helfen, Symptome zu überwachen und den Therapieerfolg in Echtzeit zu bewerten. Diese Technologien könnten auch zur Entwicklung von digitalen Therapieformen beitragen, die insbesondere in Regionen mit begrenztem Zugang zu psychotherapeutischen Diensten von großem Nutzen wären.

Ein weiteres Forschungsfeld betrifft die Komorbiditäten, also das gleichzeitige Auftreten von Zwangsstörungen mit anderen psychischen oder somatischen Erkrankungen. Es ist bekannt, dass Zwangsstörungen häufig zusammen mit Depressionen, Angststörungen oder Essstörungen auftreten, was die Behandlung erheblich komplizieren kann. Zukünftige Forschung sollte sich darauf konzentrieren, wie diese Komorbiditäten besser verstanden und in die Therapie integriert werden können. Hierbei könnten integrative Therapieansätze, die sowohl die Zwangsstörung als auch die komorbiden Erkrankungen adressieren, eine vielversprechende Perspektive bieten.

Ein weiteres bedeutendes Thema ist die Stigmatisierung von Menschen mit Zwangsstörungen. Obwohl psychische Erkrankungen zunehmend in den öffentlichen Diskurs rücken, ist die Stigmatisierung von Zwangsstörungen nach wie vor ein erhebliches Problem, das die Bereitschaft zur Inanspruchnahme von Hilfsangeboten mindern kann. Es besteht ein dringender Bedarf an weiteren Studien, die untersuchen, wie Stigmatisierung in verschiedenen gesellschaftlichen Gruppen wahrgenommen wird und welche Strategien effektiv zur Reduzierung von Vorurteilen beitragen können. Besonders wichtig wäre es, Aufklärungskampagnen zu entwickeln, die spezifisch auf Zwangsstörungen abzielen und dabei helfen, Missverständnisse in der Öffentlichkeit abzubauen.

Schließlich sollten auch die langfristigen Auswirkungen von Zwangsstörungen auf die Lebensqualität und das Wohlbefinden der Betroffenen intensiver erforscht werden. Langzeitstudien könnten Aufschluss darüber geben, welche Faktoren eine erfolgreiche Bewältigung der Störung begünstigen und wie Rückfälle vermieden werden können. Diese Erkenntnisse könnten dazu beitragen, die Therapieansätze weiter zu verbessern und eine nachhaltige psychische Gesundheit für die Betroffenen zu gewährleisten.

8.3. Schlussbemerkungen

Die vorliegende Arbeit hat sich intensiv mit dem Thema Zwangsstörungen auseinandergesetzt und versucht, einen umfassenden Überblick über die verschiedenen Aspekte dieser komplexen Störung zu geben. Dabei wurde deutlich, dass Zwangsstörungen nicht nur eine erhebliche Belastung für die Betroffenen darstellen, sondern auch eine Herausforderung für die Diagnose und Behandlung sind. Die Differenzierung von Zwangsstörungen gegenüber anderen psychischen Störungen ist von entscheidender Bedeutung, um eine adäquate und effektive Therapie zu gewährleisten.

Ein wesentlicher Beitrag dieser Arbeit besteht darin, dass sie die Bedeutung der Selbstdiagnose für die Früherkennung von Zwangsstörungen unterstreicht, gleichzeitig jedoch die Grenzen dieser Methode aufzeigt. Die Selbstdiagnose kann ein wertvolles Werkzeug sein, um erste Anzeichen einer Störung zu erkennen, sollte jedoch immer in Kombination mit einer professionellen Diagnose durch einen Facharzt oder Therapeuten erfolgen.

Die Arbeit zeigt auch auf, dass es noch viele offene Fragen und Forschungsfelder gibt, die es zu bearbeiten gilt, um das Verständnis von Zwangsstörungen weiter zu vertiefen und die Behandlungsmöglichkeiten zu verbessern. Insbesondere die Rolle von digitalen Technologien, die Erforschung von Komorbiditäten und die Reduktion von Stigmatisierung sind Bereiche, in denen zukünftige Studien einen wichtigen Beitrag leisten können.

Abschließend lässt sich festhalten, dass die Arbeit nicht nur theoretische Erkenntnisse liefert, sondern auch praktische Implikationen für die Behandlung und das Management von Zwangsstörungen aufzeigt. Sie bietet eine fundierte Grundlage für weitere wissenschaftliche Untersuchungen und kann als Ressource für Fachleute, Betroffene und deren Angehörige dienen. Die in der Arbeit gewonnenen Erkenntnisse sollten dazu beitragen, das Bewusstsein für Zwangsstörungen zu schärfen, die Diagnostik zu verbessern und letztlich die Lebensqualität der Betroffenen zu erhöhen.

Der Leser wird ermutigt, die gewonnenen Erkenntnisse nicht nur im theoretischen Kontext zu betrachten, sondern sie aktiv in der Praxis umzusetzen, sei es durch die Unterstützung von Betroffenen, die Förderung von Aufklärungsinitiativen oder die aktive Beteiligung an der Forschung. Zwangsstörungen sind eine ernstzunehmende Herausforderung, aber mit dem richtigen Wissen und den richtigen Werkzeugen kann viel getan werden, um das Leben der Betroffenen positiv zu beeinflussen und ihnen zu helfen, ein erfülltes und gesundes Leben zu führen.

9. Weiterführende Literatur

1. American Psychiatric Association. (2022). *Diagnostic and Statistical Manual of Mental Disorders (DSM-5-TR)*. 5. Auflage, überarbeitete Version. American Psychiatric Publishing.

- Dieses Standardwerk bietet umfassende Kriterien zur Diagnose von Zwangsstörungen und anderen psychischen Erkrankungen, was für eine Differenzialdiagnose unerlässlich ist.

2. Stein, D. J., & Fineberg, N. A. (Eds.). (2019). *Obsessive-Compulsive and Related Disorders*. Oxford University Press.

- Dieses Buch bietet tiefgehende Einblicke in die verschiedenen Formen von Zwangsstörungen und diskutiert differenzialdiagnostische Aspekte. Es behandelt auch verwandte Störungen, die für die Selbstdiagnose wichtig sind.

3. Penzel, F. (2000). *Obsessive-Compulsive Disorders: A Complete Guide to Getting Well and Staying Well*. Oxford University Press.

- Ein praxisorientiertes Buch, das Strategien für den Umgang mit Zwangsstörungen sowie Informationen zur Selbstdiagnose bietet. Es wird auch auf Differenzialdiagnosen eingegangen.

4. Storch, E. A., & McKay, D. (Eds.). (2014). *Handbook of Treating Variants and Complications in Anxiety Disorders*. Springer.

- Dieses Handbuch enthält Abschnitte zu Zwangsstörungen und deren Behandlung, einschließlich differenzialdiagnostischer Überlegungen. Besonders nützlich für klinische Anwendung und Selbsthilfe.

5. Abramowitz, J. S., McKay, D., & Taylor, S. (2008). *Clinical Handbook of Obsessive-Compulsive Disorder and Related Problems*. The Guilford Press.

- Ein umfassendes Werk, das detaillierte Informationen über die klinische Präsentation von Zwangsstörungen, deren Differenzierung von anderen Störungen und die Selbstdiagnose liefert.

6. Salkovskis, P. M. (Ed.). (2019). *Cognitive-Behavioral Treatment of Obsessive-Compulsive Disorder*. Springer.

- Dieses Buch legt den Schwerpunkt auf kognitive Verhaltenstherapien für Zwangsstörungen und enthält wertvolle Abschnitte zur Selbstdiagnose und Differenzialdiagnose.

7. Veale, D., & Willson, R. (2005). *Overcoming Obsessive Compulsive Disorder: A Self-Help Guide Using Cognitive Behavioral Techniques*. Robinson.

- Ein Selbsthilfebuch, das auf kognitiven Verhaltenstechniken basiert. Es bietet Einblicke in die Selbstdiagnose und erklärt, wie man Zwangsstörungen von anderen Störungen abgrenzt.

8. Koran, L. M. (2015). *Obsessive-Compulsive Disorder in Clinical Practice*. Taylor & Francis.

- Dieses Buch richtet sich an Kliniker, bietet aber auch wertvolle Informationen für Betroffene zur Selbstdiagnose und Differenzierung von Zwangsstörungen.

9. Tolin, D. F. (2016). *Doing CBT: A Comprehensive Guide to Working with Behaviors, Thoughts, and Emotions*. The Guilford Press.

- Ein umfassendes CBT-Handbuch, das auch Zwangsstörungen behandelt. Enthält Abschnitte zur Selbstdiagnose und Differenzierung von ähnlichen Störungen.

10. Mataix-Cols, D., Pertusa, A., & Leckman, J. F. (2007). *Obsessive-Compulsive and Related Disorders: A Comprehensive Survey*. Oxford University Press.

- Eine umfassende Übersicht über Zwangsstörungen und verwandte Störungen, einschließlich Abschnitten zur Differenzialdiagnose und Selbstdiagnose.

11. Clark, D. A., & Beck, A. T. (2010). *Cognitive Therapy of Anxiety Disorders: Science and Practice*. The Guilford Press.

- Dieses Buch bietet tiefgehende Einblicke in die kognitive Therapie von Angststörungen, einschließlich

Zwangsstörungen. Es enthält spezifische Abschnitte zur Differenzierung von Zwangsstörungen gegenüber anderen Angststörungen.

12. Rachman, S. (2003). *The Treatment of Obsessions*. Oxford University Press.

- Ein Klassiker in der Behandlung von Zwangsstörungen mit einem Schwerpunkt auf Obsessionen. Das Buch beleuchtet auch die Differenzierung zwischen Zwangsstörungen und anderen psychischen Erkrankungen.

13. Baxter, L. R., Schwartz, J. M., Bergman, K. S., et al. (1992). *Caudate Glucose Metabolic Rate Changes with Both Drug and Behavior Therapy for Obsessive-Compulsive Disorder*. Archives of General Psychiatry, 49(9), 681-689.

- Dieser Artikel untersucht die biologischen Grundlagen der Zwangsstörung und zeigt, wie sich diese von anderen psychischen Störungen unterscheiden, was für eine präzise Selbstdiagnose relevant ist.

14. Foa, E. B., & Kozak, M. J. (1997). *Mastery of Obsessive-Compulsive Disorder: A Cognitive-Behavioral Approach, Therapist Guide*. Oxford University Press.

- Dieser Leitfaden für Therapeuten ist auch für Laien nützlich, die mehr über kognitive Verhaltenstherapie bei Zwangsstörungen erfahren möchten, einschließlich der Differenzierung von anderen Störungen.

15. Meyer, V. (1966). *Modification of Expectations in Cases with Obsessional Rituals*. Behaviour Research and Therapy, 4(4), 273-280.

- Ein bahnbrechender Artikel, der aufzeigt, wie Erwartungsänderungen bei der Behandlung von Zwangsstörungen wirksam sein können. Dieser Artikel ist nützlich für das Verständnis, wie Zwangsstörungen von anderen psychischen Störungen unterschieden werden können.

16. Van Ameringen, M., Patterson, B., & Simpson, W. (2014). *Pharmacological Treatment of Obsessive-Compulsive Disorder: A Critical Review*. Current Pharmaceutical Design, 20(23), 3785-3799.

- Eine kritische Übersicht über die medikamentöse Behandlung von Zwangsstörungen, die auch hilft, pharmakologische Unterschiede zwischen Zwangsstörungen und anderen Störungen zu verstehen.

17. Hyman, B. M., & Pedrick, C. (2005). *The OCD Workbook: Your Guide to Breaking Free from Obsessive-Compulsive Disorder*. New Harbinger Publications.

- Ein praxisorientiertes Workbook für Betroffene, das zahlreiche Selbsthilfestrategien bietet und auch Hinweise zur Selbstdiagnose sowie zur Abgrenzung von anderen Störungen enthält.

18. Abramowitz, J. S. (2006). *Understanding and Treating Obsessive-Compulsive Disorder: A Cognitive Behavioral Approach*. Routledge.

- Ein weiteres grundlegendes Werk zur kognitiven Verhaltenstherapie von Zwangsstörungen, das auch die Differenzierung von ähnlichen Störungen thematisiert.

19. Fontenelle, L. F., Mendlowicz, M. V., & Versiani, M. (2006). *The Descriptive Epidemiology of Obsessive-Compulsive Disorder*. Progress in Neuro-Psychopharmacology and Biological Psychiatry, 30(3), 327-337.

- Ein wichtiger Artikel zur Epidemiologie von Zwangsstörungen, der hilft, diese von anderen psychischen Erkrankungen abzugrenzen.

20. Skoog, G., & Skoog, I. (1999). *A 40-Year Follow-Up of Patients with Obsessive-Compulsive Disorder*. Archives of General Psychiatry, 56(2), 121-127.

- Eine Langzeitstudie, die wertvolle Einblicke in den Verlauf von Zwangsstörungen bietet und zur Differenzierung von anderen lang andauernden psychischen Störungen beiträgt.

21. Brockman, R., & Kamper, D. (Eds.). (2015). *The Wiley Handbook of Obsessive Compulsive Disorders*. Wiley-Blackwell.

- Dieses umfassende Handbuch behandelt alle Aspekte der Zwangsstörungen, einschließlich Diagnostik, Differenzialdiagnostik und Therapie.

22. Wegner, D. M. (1989). *White Bears and Other Unwanted Thoughts: Suppression, Obsession, and the Psychology of Mental Control*. Viking.

- Dieses Buch untersucht das Phänomen der gedanklichen Unterdrückung und deren Rolle bei Zwangsstörungen, was nützlich für das Verständnis der Selbstdiagnose und Differenzierung ist.